AF357281

DICTIONNAIRE UNIVERSEL

DE MÉDECINE

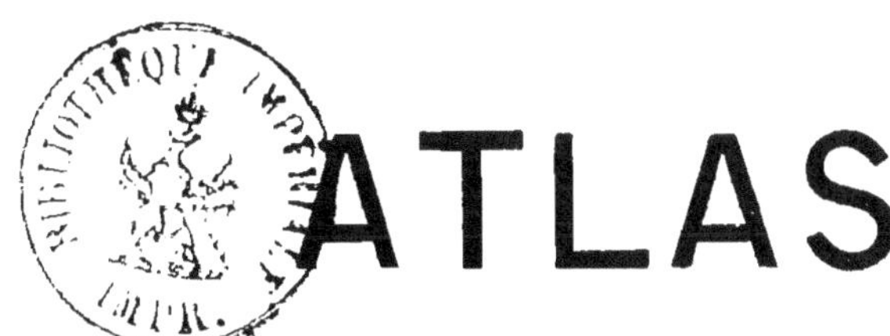
BIBLIOTHÈQUE IMPÉRIALE IMPR.

ATLAS

ANATOMIE — PHYSIOLOGIE — ANTHROPOLOGIE

TÉRATOLOGIE — ZOOLOGIE MÉDICALE

AVEC TEXTE EXPLICATIF

PUBLIÉ

Par le docteur B. LUNEL.

PARIS

CHEZ L'AUTEUR, RUE MAZARINE, 41

1863

Paris. — Typ. et Lith. de A. Appert, passage du Caire, 56.

ORGANOLOGIE

POSITION RESPECTIVE DES PRINCIPAUX VISCÈRES.

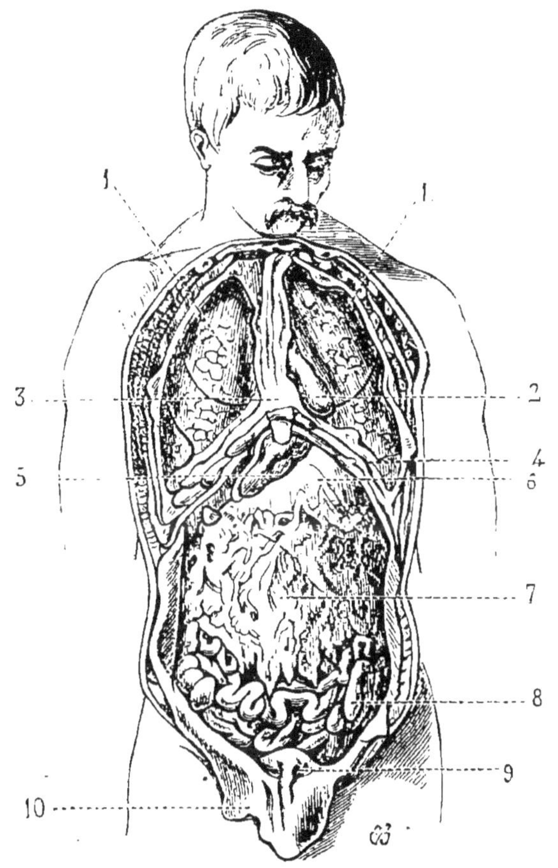

Fig. 1ʳᵉ. — Les parois de la poitrine étant enlevées, on voit, dans leur position normale, les poumons, le cœur, le foie, l'estomac et les intestins, sur lesquels flotte l'épiploon.

Nº 1. Poumons ; — 2. Péricarde enveloppant le cœur ; — 3 Médiastin antérieur ou cloison membraneuse résultant de l'adossement des plèvres ; ce médiastin est mis à découvert par l'enlèvement du sternum, dont on voit encore l'extrémité inférieure; — 4. Muscle diaphragme, qui sépare la poitrine du ventre; — 5. Foie; — 6. Estomac; — 7. Epiploon; — 8. Intestin grêle; — 9. Vessie; — 10. Débris du péritoine, qui a été enlevé pour mettre à nu les viscères de l'abdomen.

ORGANOLOGIE

POSITION RESPECTIVE DES PRINCIPAUX VISCÈRES.

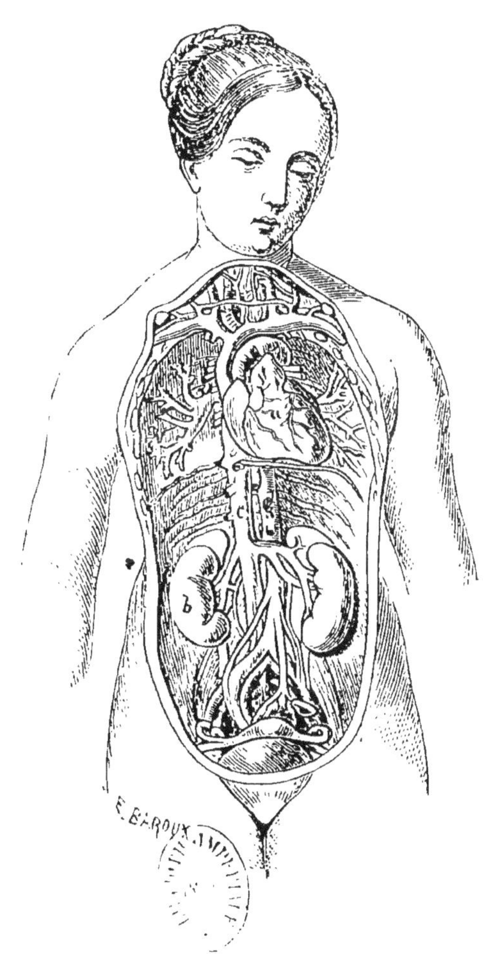

Fig. 2. — *a.* Le cœur dans sa position normale ; —
b. Les reins, organes de la sécrétion urinaire ; —
c. Veine cave inférieure.

SYSTÈME NERVEUX

CERVEAU.

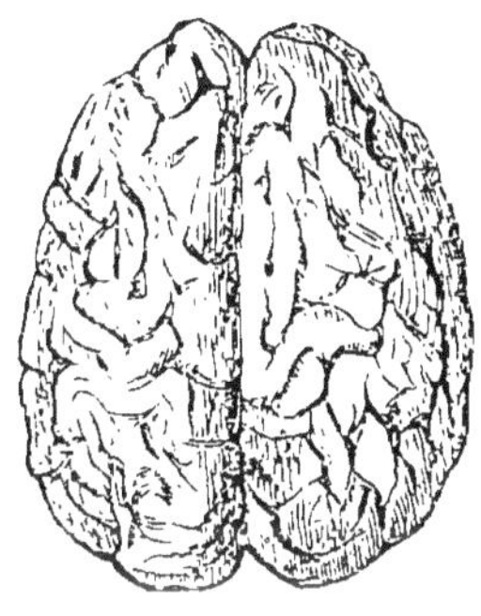

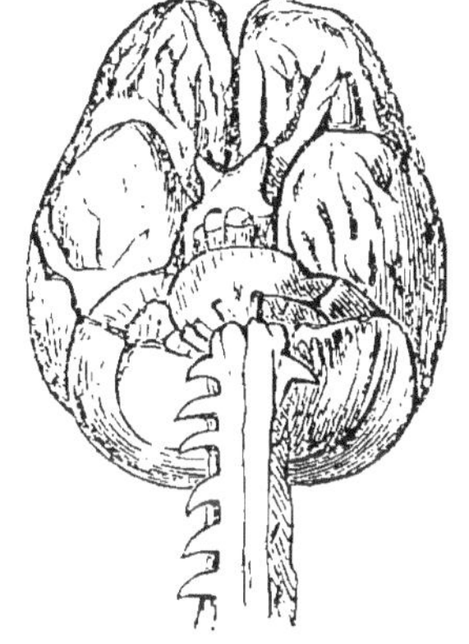

Fig. 3. — Cerveau vu par sa face supérieure ; on voit : 1° la grande scissure longitudinale qui divise la masse cérébrale en deux parties égales, appelées hémisphère droit et hémisphère gauche ; 2° les anfractuosités et les circonvolutions cérébrales.

Fig. 4. — Nerfs cérébraux et encéphaliques ; à la base de cette figure se voit le commencement des ganglions thoraciques.

APPAREILS DE LA DIGESTION

ET DE LA SÉCRÉTION BILIAIRE.

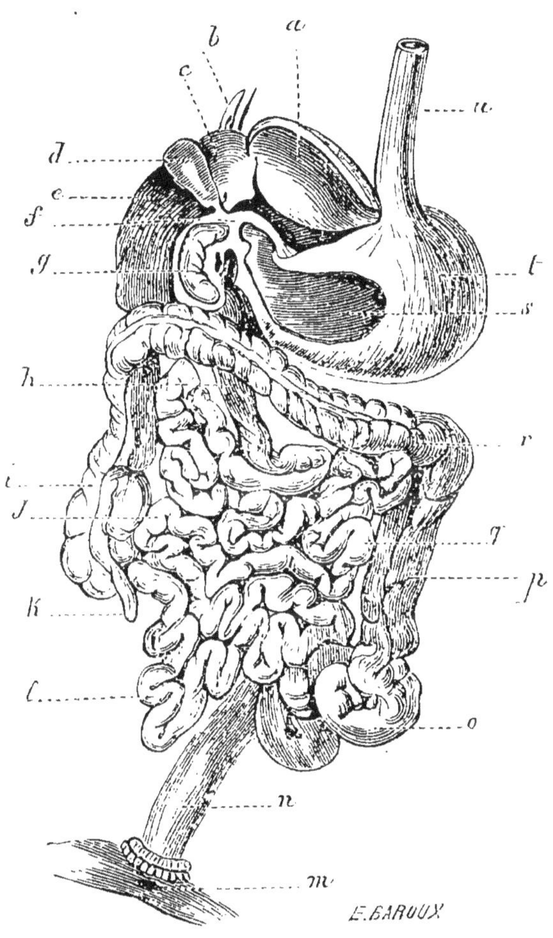

La *Fig.* 5 représente tout le tube intestinal et le foie : on a enlevé une portion de la paroi antérieure de l'estomac, et une grande partie de celle du duodénum, afin de montrer l'intérieur de ces viscères ; enfin le foie est relevé, afin de rendre visible la vésicule biliaire et le canal thoracique.

a. Foie ; — *b.* Ligament suspenseur du foie ; — *d.* Vésicule biliaire ;—*e.* Conduit cystique ; —*f.* Val-

vule du pilore ; — *g*. Duodénum vu à l'intérieur ; —
h. Intestin grêle ; — *i*. Colon ascendant ; — *j*. Intestin grêle ; — *k*. Valvule iléo-cœcale ; — *l*. Intestin
grêle ; — *m*. Anus ; — *n*. Rectum ; — *o*. L's du colon ; — *p*. Colon descendant ; — *q*. Intestin grêle ; —
r. Colon transverse ; — *s*. Intérieur de l'estomac ; —
t. Estomac ; — *u*. OEsophage.

APPAREIL DE LA RESPIRATION

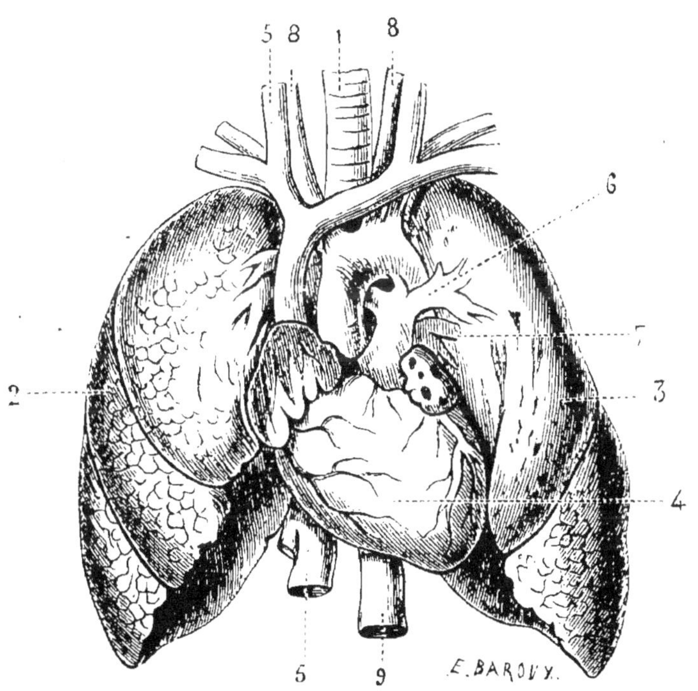

Fig. 6. — Poumons, cœur et gros vaisseaux. —
(Disposition respective de ces organes. Les poumons,
qui doivent cacher en avant le cœur presque tout en-
tier, sont écartés au moyen de deux érignes pour
découvrir l'organe central de la circulation.) — 1. Tra-
chée-artère : les bronches qu'elle forme en se divi-

sant, sont cachées par les vaisseaux. — 2. Poumon droit. — 3. Poumon gauche. — 4. Cœur. — 5. Veine cave supérieure, formée par les veines sous-clavières, et les veines jugulaires et veine cave inférieure. Les deux veines caves aboutissent à l'oreillette droite, laquelle communique avec le ventricule droit. — 6. Artère pulmonaire, naissant du ventricule droit et se subdivisant dans les poumons. — 7. Veines pulmonaires, se rendant à l'oreillette gauche, qui

communique avec le ventricule gauche. — 8. Artère aorte, naissant du ventricule gauche et fournissant, à sa crosse l'artère brachio-céphalique, laquelle se divise presque aussitôt en artère sous-clavière et artère carotide; artère carotide gauche; artère sous-clavière gauche. — 9. Aorte descendante.

ORGANE DE LA CIRCULATION OU CŒUR

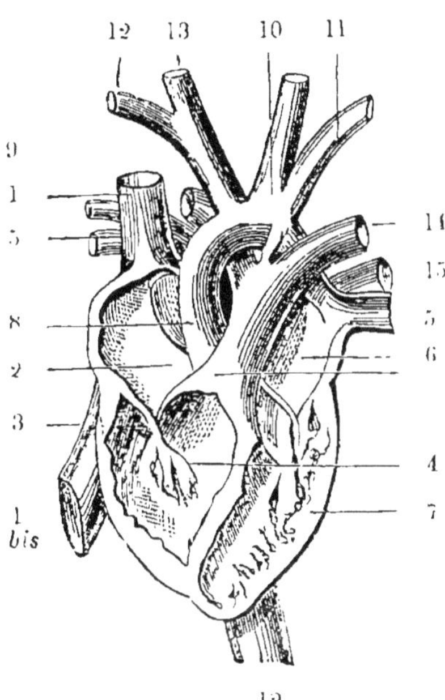

Fig. 7. — ORGANE CENTRAL DE LA CIRCULATION OU CŒUR. — (Le cœur est coupé perpendiculairement par la moitié. On voit l'intérieur des oreillettes et des ventricules. L'artère pulmonaire et l'aorte sont ménagées.) — 1. Veine cave supérieure. — 2. Intérieur de l'oreillette droite. — 3. Intérieur du ventricule droit. — 4. Artère pulmonaire. — 5. Veines pulmonaires. — 6. Intérieur de l'oreillette gauche. — 7. Intérieur du ventricule gauche. — 8. Aorte. — 9. Tronc brachio-céphalique. — 10. Artère carotide primitive gauche. — 11. Artère sous-clavière gauche. — 12. Sous-clavière droite. — 13. Artère carotide primitive droite. — 14. Branche gauche de l'artère pulmonaire. — 15. Veines pulmonaires gauches.

ORGANE DE L'OLFACTION

CÔTÉ EXTERNE DE LA NARINE DROITE.

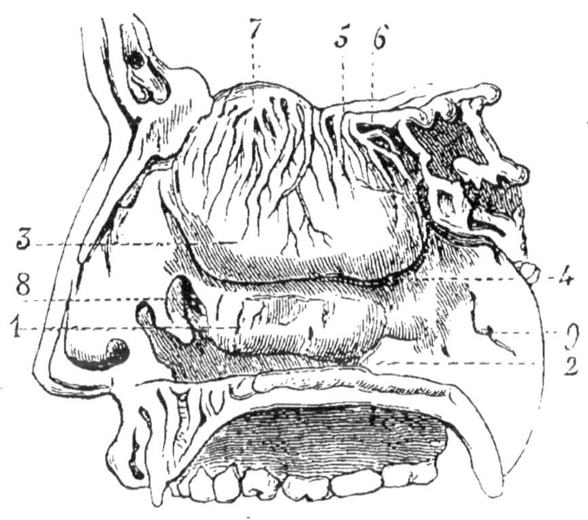

Fig. 8. — 1. Cornet du nez ; — 2. Méat inférieur ;
— 3. Cornet moyen ; — 4. Méat moyen ; — 5. Cornet
supérieur ; — 6. Méat supérieur ; — 7. Nerf olfactif
dont les ramifications se répandent dans la membrane
muqueuse olfactive ; — 8. Canal nasal vu à l'intérieur;
— 9. Ouverture de la trompe d'Eustache dans la
gorge.

ORGANE DE LA VISION

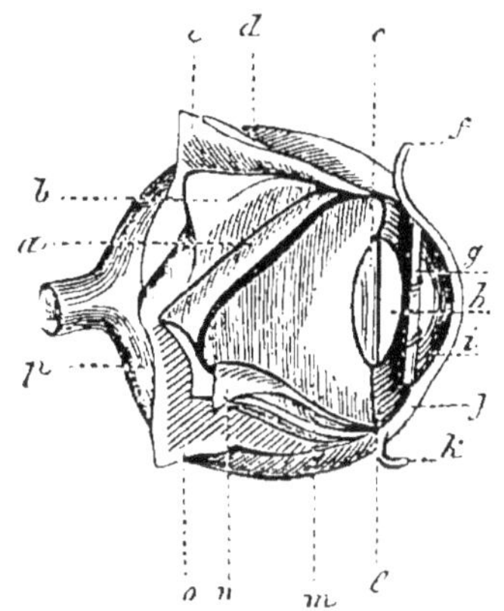

Fig. 9. — *a* et *b*, membranes de l'œil ; — *c*, *d*, portion de la sclérotique ; — *e*, cristallin ; — *f*, *k*, portion de la conjonctive ; — *g*, iris ; — *h*, pupille : — *j*, cornée ; — *l*, procès ciliaires ; — *m*, humeur vitrée, en arrière on voit le nerf optique, dont la rétine est l'épanouissement.

APPAREIL AUDITIF UN PEU GROSSI

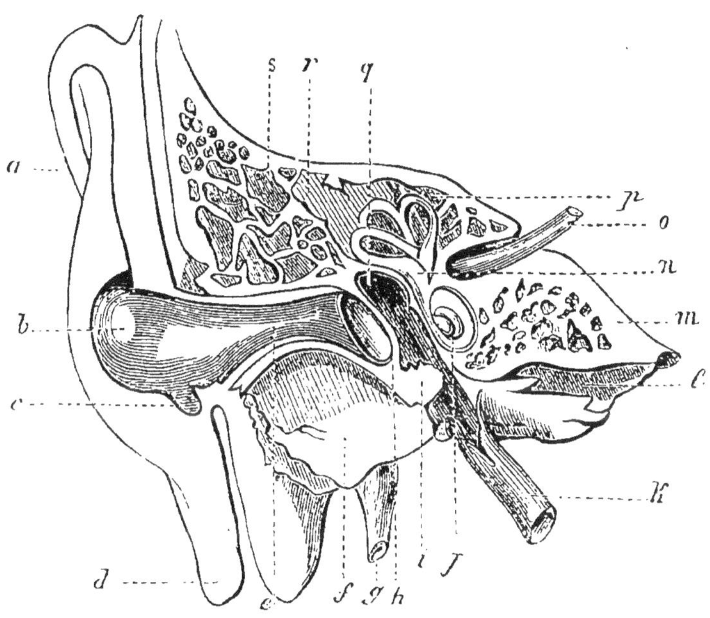

Fig. 10. — *a.* Pavillon de l'oreille ; — *b.* Conque ; — *c.* L'antitragus ; — *d.* Lobule du pavillon ; — *e.* Apophyse mastoïde ; — *f.* Fosse glénoïde ; — *g.* Apophyse styloïde ; — *h.* Conduit auriculaire ; — *i.* Caisse du tympan ; — *j.* Limaçon ; — *k.* Trompe d'Eustache ; — *l.* Extrémité du canal carotidien ; — *n.* Apophyse mastoïde ; — *o.* Nerf acoustique ; — *p.* Vestibule ; — *q.* Ouvertures conduisant dans les cellules *s* dont le rocher est creusé.

EMBRYOLOGIE

Le produit de la conception, jusqu'à 4 mois environ, est désigné sous le nom d'*embryon*; ce n'est que lorsque ses organes ont acquis une forme bien déterminée qu'il prend le nom de *fœtus*.

Velpeau, dans sa *Description de l'œuf humain*, fruit de longues et minutieuses recherches, a tracé le progrès de développement de chacun des organes, sur des embryons de moins de trois mois; voici l'analyse des recherches faites sur ce sujet, par l'illustre professeur.

Embryon de douze jours. Embryon indiqué par un cercle : absence de placenta, trace du cordon ombilical. L'amnios forme le quart de l'œuf.

Embryon de vingt à trente jours. 8 à 10 millimètres de long, tête indiquée par un renflement, yeux

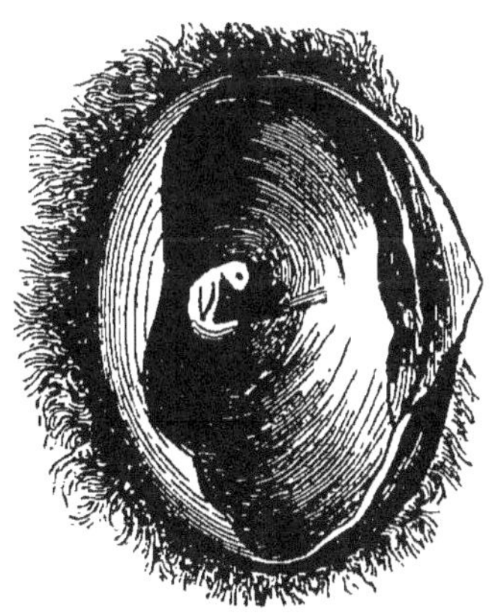

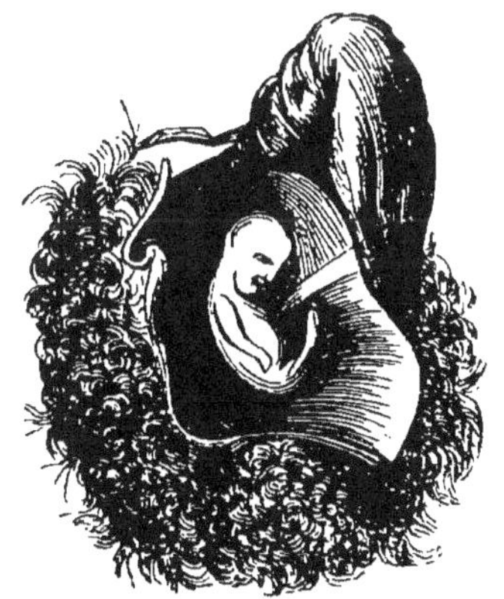

Fig. 11. — Embryon de 20 à 30 jours.

Fig. 12. — Embryon de 6 à 7 semaines.

marqués par deux petits points ; la bouche par une fente transversale.

Embryon de six semaines. Même caractère que le précédent, mais 25 à 30 millimètres de longueur.

Embryon de deux mois. La tête forme plus d'un tiers de la longueur, qui est de 40 millimètres. Poids : 12 à 15 grammes.

Embryon de trois mois. Le cordon ombilical s'insère très près du pubis. Longueur : 65 millimètres environ. Poids : 60 à 80 grammes.

Fœtus de quatre mois. Longueur, 13 centimètres environ. Poids : 80 à 100 grammes. La peau est légèrement rosée, les yeux, les narines et la bouche sont fermés : le cordon ombilical s'insère un peu au-dessus du pubis ; le sexe est distinct.

Fœtus de cinq mois. Longueur : 16 à 20 centimètres. Poids : 200 à 225 grammes. La peau est plus colorée, la tête n'est plus que le quart de la longueur du corps. L'insertion du cordon s'éloigne de plus en plus du pubis. Les reins, volumineux, sont formés de 15 à 18 lobes. Les ongles très apparents ; quelques cheveux argentés.

Fœtus de six mois. Longueur : 22 à 28 centimètres. Poids : 4 à 500 grammes. La peau est pourprée, les fontanelles larges. La moitié de la longueur du corps correspond à l'appendice sternal. Les testicules ou les ovaires sont un peu au-dessus des reins, sous le péritoine ; chez le fœtus femelle, les grandes lèvres sont écartées par le clitoris proéminent.

Fœtus de sept mois. Longueur : 28 à 32 centimètres. Poids : 1,500 à 2,000 grammes. Peau moins colorée, déjà fibreuse et assez épaisse. Os du crâne bombés à la partie moyenne. La longueur de l'intestin grêle égale six à sept fois la distance de la bouche à l'anus. Les testicules sont très près de l'anneau inguinal.

Fœtus de huit mois. Longueur : 40 à 43 centimètres. Poids : 2,000 à 3,000 grammes. Le fœtus prend un plus grand développement.

Fœtus de neuf mois (à terme). Longueur : variable de 45 à 55 centimètres. Poids : environ 3 kilog. 1/2, ossification plus complète ; tête fort grosse. On a vu des enfants peser, à 9 mois, plus de 6 et de 7 kilogrammes, et avoir 64 centimètres de longueur.

ACCOUCHEMENT

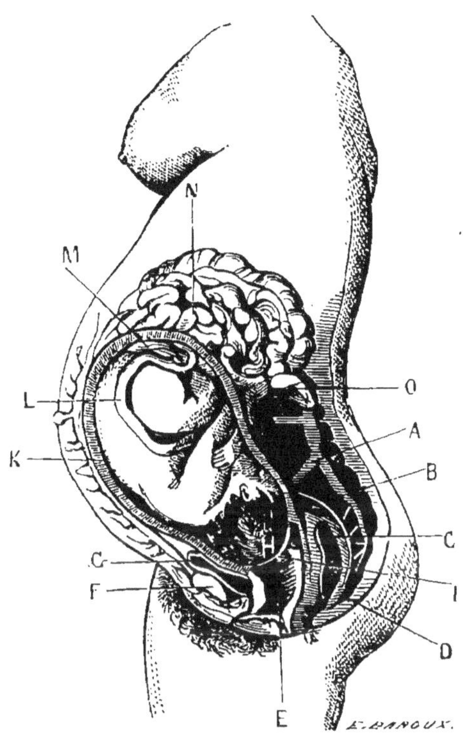

Fig. 13. — État des organes au moment où le col
est à peu près entièrement dilaté; la poche des eaux
fait saillie dans le vagin et la tête s'engage.

A et B, vertèbres lombaires et sacrum. — C, rectum dont une portion de paroi est enlevée, ce qui
laisse voir l'intérieur. — D, coccyx. — E, intérieur
du vagin. — F, symphyse du pubis. — G, vessie. —
H, tête du fœtus en première position. — I, poche des
eaux. — K, paroi de la matrice. — L, cordon ombilical. — M, placenta. — N, intestin grêle. — O, gros
intestin.

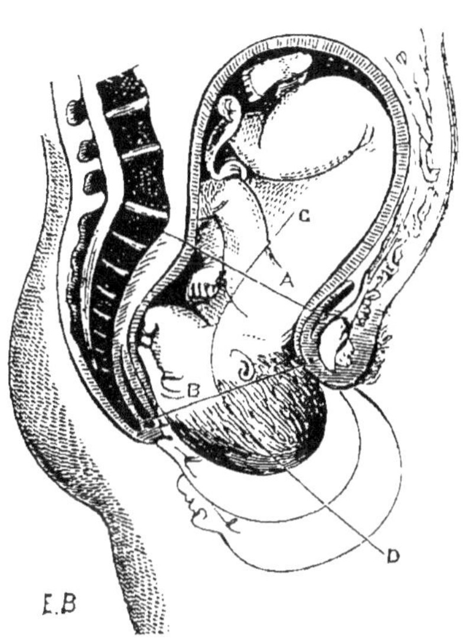

Fig. 14 — La tête est engagée dans le détroit inférieur et prête à le franchir. Pressée de toutes parts,
elle s'allonge un peu en cône pour faciliter son passage ; et lorsqu'elle est au dehors, elle remonte vers
le pubis, comme l'indiquent les traits expliquant les
positions successives.

A, ligne mesurant le diamètre du détroit supérieur
ou sacro-pubien B, détroit inférieur. — D D, ligne
courbe indiquant la direction de la résultante des
forces qui agissent sur le fœtus.

DERNIER TEMPS DE L'ACCOUCHEMENT

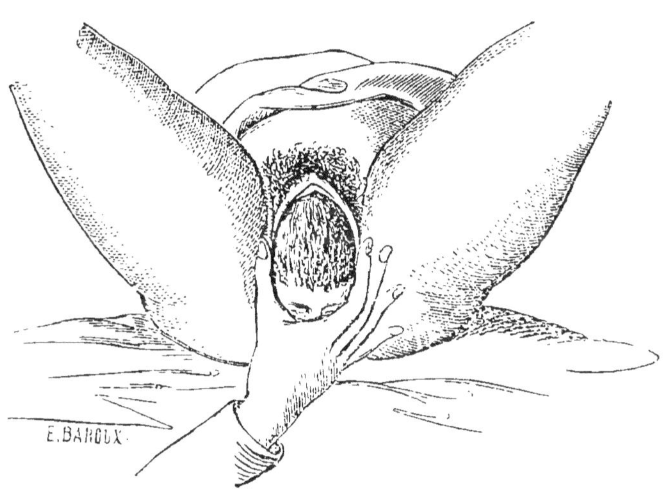

Fig. 15. — La tête franchit le détroit inférieur ou passage externe pendant que l'accoucheur soutient le périnée et écarte en même temps les grandes lèvres avec sa main droite.

DÉLIVRANCE

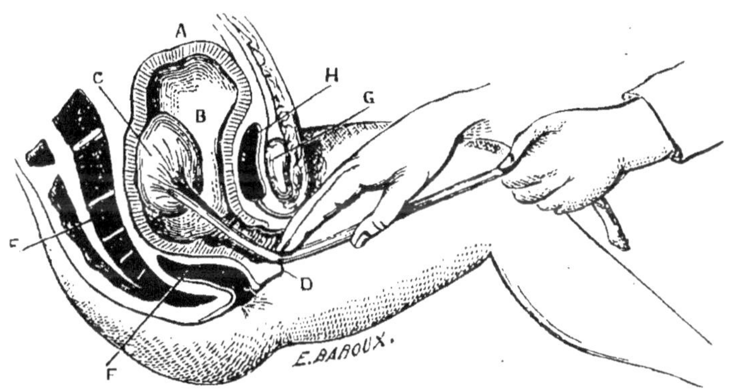

Fig. 16. — A, matrice. — B, intérieur de la matrice. — C, délivre ou placenta. — D, cordon : point où les doigts de la main droite de l'accoucheur forment une sorte de poulie de renvoi, tandis que la main gauche exerce des tractions. — E, sacrum. — F, rectum. — G, pubis. — II, vessie.

TÉRATOLOGIE

(MONSTRUOSITÉS).

On appelle monstre, ou *être anomal*, tout être qui s'éloigne, par son organisation, de la grande majorité des êtres auxquels il doit être comparé, c'est-à-dire de la grande majorité des individus de son espèce, de son sexe, de son âge. Ainsi, depuis le nain ou le géant jusqu'à cette jeune fille à deux têtes que toute la France a connue sous le nom de Ritta-Christina, et même jusqu'à la môle informe qui renferme à peine quelques débris d'un être imparfait, il existe une chaîne immense où la nature créatrice paraît à des esprits superficiels se jouer de son propre ouvrage. Anomalies et monstruosités sont donc des termes essentiellement généraux qui doivent comprendre toutes les sortes de déviations organiques. Telle est l'opinion de M. Isidore Geoffroy Saint-Hilaire.

L'étude des monstruosités a pour base indispensable la connaissance approfondie des évolutions organiques diverses subies par les fœtus dans le sein de leur mère.

Sans exposer ici les systèmes des physiologistes les plus célèbres, nous signalerons un fait qui ressort de toutes les observations, et qui est acquis désormais à la science : ce fait est le rapport intime de telle ou telle forme de monstruosité avec l'époque durant laquelle la déviation organique constatée s'est produite. On n'a pas oublié avec quelle remarquable précision, avec quelle rigueur de logique M. Coste a déterminé l'époque de la vie intra-utérine pendant laquelle les deux frères siamois s'étaient soudés.

D'après la définition générale des mots *anomalie* et *monstruosité*, que nous avons empruntés au savant ouvrage de M Isidore Geoffroy Saint-Hilaire, on entrevoit combien de faits curieux se rattachent à la science des déviations organiques.

Nous n'en citerons qu'un petit nombre.

Malgré les assertions de plusieurs anatomistes distingués, on ne croit guère à l'existence des monstres multiples. Ainsi le chien à trois têtes, véritable cerbère, dont parle Borelli, est relégué parmi les fables scientifiques et restitué à la mythologie.

Il n'en est pas de même des monstres doubles; l'existence réelle de ceux-ci est depuis longtemps constatée. Le mode suivant, dans lequel les deux fœtus sont réunis, est très variable. Tantôt ils sont placés l'un à côté de l'autre, joints par une portion plus ou moins grande de leur surface, comme les deux jumeaux siamois; tantôt ils sont confondus par le sommet de la tête seulement; plus rarement la confusion est plus intime, et par exemple l'illustre Sœmmering raconte le fait d'un monstre à deux visages qui avait un seul corps, une seule tête.

Les monstres par inclusion sont des monstres doubles, sur lesquels deux fœtus sont réunis de manière à ce que l'un d'eux serve de réceptacle à l'autre. Le jeune Bissieu, dont l'observation remarquable est due au célèbre Dupuytren, fournit un exemple d'anomalie par inclusion. Cet enfant avait apporté en naissant une tumeur assez volumineuse, située profondément dans la cavité abdominale. Après avoir rendu par les selles, à plusieurs reprises, des poils rudes et feutrés, le développement de la tumeur s'arrêta. Mais bientôt les fonctions respiratrices s'embarrassèrent, et Bissieu, alors âgé de quinze à seize ans, mourut. Dupuytren fit l'ouverture du corps, et trouva une poche adhérente aux intestins, qui renfermait un fœtus dont les mâchoires, armées de dents, étaient en partie développées.

Les monstruosités par inclusion sont communes dans les végétaux. On trouve assez fréquemment des citrons et des oranges qui renferment de jeunes fruits arrêtés dans leur développement.

Il ne faut pas confondre les véritables monstruosités par inclusion avec certaines réunions extraordinaires des fœtus.

Les hermaphrodites sont aussi des monstres doubles. Leur existence ne peut être contestée, mais leur histoire, extrêmement complexe, est encore environnée d'épaisses ténèbres. Non-seulement, en effet, il est difficile de marquer les limites des deux sexes réunis, mais encore souvent il est impossible, ou du moins presque impossible, en cas de faux hermaphrodisme, de reconnaître exactement à quel sexe, mâle ou femelle, l'embryon problématique doit être rapporté. La seule chose intéressante que l'on ne doive pas ignorer, c'est que les monstres hermaphrodites, proprement dits, sont toujours inféconds, soit concentrés dans eux-mêmes, soit réunis à d'autres hermaphrodites.

On serait tenté, au premier abord, de rapporter au groupe des monstres doubles ces anomalies consistant dans la présence de doigts surnuméraires, de doubles rangées de dents, mais elles appartiennent, ainsi que le pense, avec raison, M. Isidore Geoffroy Saint-Hilaire, au groupe des monstres simples dont je vais m'occuper actuellement.

Les monstres simples sont plus fréquemment observés que les monstres doubles. Pour s'en former une idée superficielle, on peut les diviser en monstres simples par excès, et en monstres simples par défaut. Cette manière de les considérer est, comme on le voit, calquée sur la classification générale des monstres, telle que l'a proposée Buffon.

Les anomalies consistant dans la présence de doigts ou de dents surnuméraires sont des montruosités simples par excès. La présence de doigts surnuméraires offre cela de remarquable, qu'elle se répète souvent chez plusieurs membres de la même famille, et qu'elle paraît être, en conséquence, dans certaines limites toutefois, transmissible par voie de génération.

Les monstres simples par défaut sont très nombreux ; c'est parmi eux que l'on range les monstres acéphales ou sans tête, les monstres anencéphales ou sans cerveau, et beaucoup d'autres sortes d'anomalies. Les cyclopes, chez lesquels, les os des fosses nasales étant développés incomplétement, les deux cavités orbitaires se confondent ainsi que yeux, les personnes affectées de bec de lièvre, simple ou double, avec scissure ou bien avec intégrité du palais, sont des monstres simples par défaut. (*Bayle et Gibert.*)

Le savant Virey, auteur de l'*Histoire naturelle du genre humain*, étudie ainsi les questions relatives aux monstruosités.

Voici un sujet, dit-il, qui a beaucoup agité tous les esprits qui se sont occupés de l'étude des phénomènes de la nature. Mais souvent, pour n'y avoir pas apporté un jugement sûr et une observation exacte, on est tombé dans d'étranges opinions. Des philosophes anciens, partisans d'Épicure, écoutant davantage les saillies de leur imagination que la voix sévère de l'expérience, avaient même avancé que les corps organisés n'étaient que des productions du hasard, et que les *monstres* devaient aussi leur origine à la même cause. Mais il sera facile de démontrer que les corps organisés sont formés par une cause intelligente, et non par le hasard ; de là, nous examinerons la nature des monstruosités qui s'observent dans les produits de la génération.

Rien ne se fait sans une cause déterminante quelconque dans toute la nature. Il est impossible de trouver, ou même d'imaginer un corps agissant sans un principe qui détermine ses opérations. Sans la pesanteur ou l'attraction, la pierre tomberait-elle ? Sans la vie, l'homme, l'animal, la plante auraient-ils aucune sorte d'action ? Il faut donc admettre nécessairement dans toute la matière des lois primitives et fondamentales ; car la corruption, la décomposition elles-mêmes ne s'opéreraient jamais dans les corps sans les attractions chimiques, comme on le démontre chaque jour en physique et en chimie.

S'il existe des lois fondamentales, elles sont nécessairement ou régulières et constantes, ou irrégulières et variables. Dans le premier cas, elles dépendent d'une cause immuable et fixe; dans le second, elles sont le produit du hasard, et soumises à toute son inconstance.

Or, nous observons une constance merveilleuse dans les lois physiques et chimiques par lesquelles la matière brute est gouvernée. Dans tous les âges du monde, dans tous les climats, la pierre a gravité avec la même force que dans notre pays, vers le centre de la terre, suivant les lois généralement reconnues. Jamais une plante n'a engendré un animal en quelque lieu que ce soit. On n'a jamais vu un corps organisé vivant, subsister éternellement. Il n'y a point, dans l'univers, de véritables prodiges : tout s'opère suivant des lois fixes et naturelles, quoiqu'on ne puisse pas toujours en expliquer le principe. Ainsi nous admettons la pesanteur sans savoir ce qu'elle est, parce que la cause première des choses étant unique, ne peut être, par conséquent, comparée, et parce que l'esprit ne connaît que ce qu'il peut comparer.

Les prodiges ne sont fréquents que selon le degré d'ignorance et de crédulité des hommes Il n'y a point encore eu de prodige attesté pour l'homme instruit des lois de la nature; c'est l'imagination, dans l'esprit humain, qui vole toujours devant le jugement sévère et examinateur. Laissons-là les fictions des poètes et les fantômes qui épouvantent les enfants ; n'admettons rien qu'on ne puisse démontrer par l'observation et l'expérience. Voila la seule marche des sciences physiques; car, en fait de jugement, on ne prescrit point de croyance ; il faut tout prouver, et le doute est le commencement de toute vérité.

L'expérience constante prouve donc invinciblement qu'il y a des lois inviolables dans l'univers, à moins qu'il ne plaise au suprême Arbitre des mondes de les changer, opinion gratuite, et qui n'a nulle preuve ; car ce serait supposer, ou du caprice, ou des vues partielles, ou même quelque imperfection dans le grand moteur de l'univers.

Non-seulement nous voyons de la constance dans les lois naturelles, mais nous y apercevons même un but, une sorte de raison. Je ne crois pas qu'il se trouve dans notre siècle des esprits assez faux pour nier que l'oreille soit organisée essentiellement pour entendre les sons, les yeux pour apercevoir la lumière, l'estomac pour digérer, les parties sexuelles pour engendrer, etc. Nous reconnaissons nécessairement que cette fin est trop bien marquée et trop uniforme pour provenir du hasard, qui est essentiellement inconstant. Je défie, quiconque a le sens commun, de nier ce point. Il n'y a donc point de hasard dans l'existence des êtres, soit organisés, soit inorganisés, puisque tout est régi par des lois uniformes et pour une fin déterminée.

Je vous arrête ici, dira quelqu'un ; si tout est uniforme, d'où viennent donc les monstruosités ? existent-elles suivant les lois uniformes de la nature ? Voici comme je comprends la formation des *monstres*.

Les lois naturelles et générales qui gouvernent tous les corps, sont uniformes et constantes, ainsi que nous l'avons dit ; mais elles ont leurs antagonistes. Ainsi la loi d'attraction a pour antagoniste celle de la répulsion et de la chaleur, qui écarte toutes les molécules des corps. Il y a donc plusieurs forces qui peuvent réagir les unes sur les autres dans la nature, mais toujours suivant des principes uniformes et constants. Ainsi, la pierre lancée en l'air décrit une courbe parabolique résultante de l'action de deux lois contraires qu'on peut évaluer. Lorsque plusieurs lois différentes ou contraires agissent sur une même matière, on obtient, pour résultat total, la somme et la compensation de chacune de ces lois. Deux forces inégales donnent un produit inégal. Si quatre forces agissent d'un côté avec une puissance égale à huit, et si deux forces agissent d'un autre côté avec une puissance égale à douze, il restera quatre de plus de ce côté. Mais la complication peut être bien supérieure à cet exemple-ci, surtout dans les corps organisés qui sont le résultat d'une multitude de combinaisons diverses. Or, plus il y a de complication dans les forces, plus les causes extérieures sont capables de les modifier, parce que chacune de ces forces fait une impression moins profonde, les autres résistant collectivement.

Mais, ajoutera-t-on, s'il y a des modifications dans les lois de la nature, il n'est donc pas vrai qu'elles soient uniformes ? Mais qui ne voit pas que ce que nous nommons *des modifications*, sont encore des lois générales et constantes qui peuvent n'être pas mises en jeu dans certains cas ? Je suppose une femme qui fait une chute dans le premier ou le second mois de sa grossesse, et dont la contusion à l'utérus déforme les membres de son enfant, selon qu'il est plus ou moins blessé : conclurez-vous que cette force ou loi modificative de percussion soit inconstante, et arrive nécessairement pour cela ?

Les *monstres* ne sont donc autre chose que le résultat de l'altération des lois ordinaires de la nature par l'intervention de quelques autres lois amenées par un enchaînement de circonstances imprévues. Il n'y a point de hasard aveugle et inconstant; tout est soumis à des règles indéterminables. On peut montrer même que la formation des *monstres* suit certaines règles générales, on peut se rapporter à des chefs principaux qu'on peut assigner avec une sorte de précision.

Commençons par l'espèce humaine. On voit des enfants à deux têtes, à quatre bras, etc. Qui ne voit ici que ce sont des jumeaux qui, étant trop voisins ou trop comprimés, soit dans les trompes utérines pendant les premiers instants de leur formation, soit dans l'utérus même, se sont réunis et soudés ensemble, de même qu'on voit quelquefois deux cerises, deux prunes, etc., attachées l'une à l'autre par leur chair et même par leur noyau? Il n'y a rien là de très extraordinaire. C'est une action mécanique qui est la cause de cette modification. Souvent les deux embryons, ainsi soudés en divers sens, se sont inégalement développés ; l'un a pris toute sa croissance, l'autre, ou seulement quelques-unes de ses parties, en ont pris beaucoup moins ; alors les formes sont variables suivant les causes qui les ont ainsi déterminées. Il en est de même chez tous les mammifères, les oiseaux, les reptiles et les poissons, et probablement aussi dans les autres classes du règne animal, bien qu'on n'en ait pas encore cité d'exemple marquant. La conformation interne de ces sortes de *monstres* n'a rien de bien remarquable ; on peut même la deviner à la seule inspection de l'extérieur. Il n'est pas inutile d'observer que la nature a donné aux mères une grande répulsion pour les *monstres;* comme si elle n'avait pas voulu laisser vivre les productions dans la formation desquelles les causes étrangères l'ont contrariée. On a vu les poules tuer à grands coups de bec des poussins monstrueux provenus d'un œuf à deux jaunes. Voilà un instinct bien singulier!

Lorsque la nature veut nous porter à suivre ses lois, elle nous les rend agréables par quelque volupté, comme dans la nutrition, la génération, etc. Lorsqu'elle veut nous écarter de ce qui la blesse, elle nous en fait horreur. Toute mère a une horreur secrète pour ce qui est monstrueux ; on a horreur des mélanges sexuels avec d'autres espèces, loin d'y ressentir de l'amour ; ce qui empêche communément toute fécondation. Notre âme semble donc mue par la nature elle-même dans ses affections de plaisir comme dans ses affections de haine.

Les *monstres* sont aussi communs dans les végétaux que chez les animaux. On connaît les fleurs doubles, c'est-à-dire celles dont les parties mâles de la fécondation, les étamines, se sont transformées par une surabondance de nourriture en pétales nombreux. Par exemple, la rose des jardins est une monstruosité de la rose sauvage ; car la plupart des étamines ou des organes mâles de cette dernière se sont aplatis en pétales colorés. C'est une sorte d'eunuchisme analogue avec celui qu'on observe chez quelques animaux. Les poules qu'on nourrit avec trop d'abondance engraissent beaucoup, et cessent de pondre ; les hommes qui cultivent beaucoup leur esprit, ceux qui deviennent très gras, ceux qui s'amollissent dans les plaisirs des sens ou de la table perdent, en grande partie, leurs forces génératives ; ce sont des espèces d'eunuques ou de *monstres*, en les considérant sous le point de vue de la nature, qui demande toujours la plus grande reproduction possible. En effet, la nature ne tend point vers l'esprit et vers les agréments particuliers à chaque individu ; elle ne considère jamais que l'espèce en général : c'est vers ce point qu'elle gravite sans cesse par l'attraction de la volupté et de l'amour.

Le fruit cultivé de l'arbre à pin (*artocarpus incisa*) est une monstruosité, parce que ses semences ont été changées par la culture en parenchyme du fruit, par la même cause qui transforme une étamine en pétale. Je pourrais multiplier des exemples semblables, mais qui n'apprendraient que la même chose, et ne nous éclaireraient pas davantage sur la cause même de la génération. Nous admettons celle-ci, comme nous admettons la pesanteur, sans en connaître le principe.

Mais il existe beaucoup d'autres espèces de monstruosités, telles que celles qu'on remarque dans les enfants acéphales, les sidigitaires, ceux qui ont des signes qui ressemblent à des animaux, etc.

Je voudrais premièrement qu'on n'accordât point une confiance aveugle et excessive à tous les discours puérils sur ce sujet; car on sait trop combien l'imagination voit de choses lorsqu'elle est facile à émouvoir. C'est comme dans les nuages où l'on trouve tout ce qu'on veut, pour peu que l'imagination soit complaisante. Il est plus sûr de se fier aux médecins observateurs.

Hippocrate avait déjà dit autrefois (*de semine*, n° 9°) que le fœtus pouvait être mutilé dans la matrice par une contusion, par une plaie faite à la mère. On a vu, dit-on, des fœtus dont les os étaient brisés parce que la mère avait été épouvantée; mais Haller fait voir qu'il suffit, pour cela, que l'ossification du fœtus soit imparfaite, que les épiphyses ne soient pas bien soudées aux os pour donner lieu à cet accident, qui arrive sans que la mère éprouve la moindre frayeur. C'est ainsi que l'exemple cité par le célèbre Mallebranche, a été démontré faux par Marcot (*V. Donati, Lib. med.*, p. 207; et *Lang, Epist.*, p. 550). On a vu des exemples semblables produits par des maladies, suivant Buffon, et d'autres par le resserrement de l'utérus, suivant Nicolaï. La faiblesse du tissu cellulaire entre les deux os de la mâchoire supérieure, paraît être la cause du bec de lièvre; ce qui est d'autant plus probable, qu'on a vu la même femme produire plusieurs enfants ainsi conformés, et qu'il n'est pas naturel de penser qu'elle ait été chaque fois frappée par la vue des lèvres du lièvre : les prétendues plaies des fœtus paraissent être des ulcères causés par quelque déchirure. Les difformités ne peuvent-elles pas provenir d'un afflux considérable de sang dans une partie, ce qui la grossit outre mesure? Les enfants qui naissent avec six doigts aux mains, n'en sont-ils pas redevables à un excès de matière nutritive ou générative portée sur ces parties par quelque cause que ce soit? Ajoutez qu'on a tenté des épreuves pour constater si l'imagination des mères avait, sur le fœtus, l'influence qu'on prétend ; mais jamais cette assertion n'a pu être démontrée. C'est l'illustre Haller qui l'assure (*Physiol. clem.*, lib. XXIX, p. 142, tom. 8). Les plus célèbres accoucheurs, tels que Manningham, Mauriceau, Rœderer, Blondel, Duvernoy, etc., n'y ajoutent pas foi. On peut joindre ici les noms illustres de Buffon et d'Astruc.

D'ailleurs, pourquoi remarque-t-on aussi dans les plantes des *signes*, comme dans les enfants, tels que des taches colorées, des superfétations, des parties surabondantes, des difformités dans les organes, des changements dans la symétrie, etc., est-ce que l'imagination opère aussi dans les végétaux ? L'abondance ou le défaut de la nourriture, des chocs, des mouvements ne peuvent-ils pas suffire pour expliquer tout ceci ? Si l'imagination de quelque femme peut être frappée, c'est sans doute celle des sultanes rigoureusement cloîtrées par d'horribles eunuques africains dont la laideur, le teint charbonné et l'avilissante tyrannie doivent les révolter. Cependant aucune sultane n'enfante de nègre. Les Turcs y ont mis bon ordre par la castration ; car je doute fort qu'ils voulussent bénignement mettre sur le compte de l'imagination de la mère, un négrillon bien décidé. Tout crédules que sont certains Français, je ne crois pas qu'ils s'accommodassent d'une pareille raison.

Parsons (*De motu musculari*, p. 79) rapporte qu'une femme accoucha de deux enfants jumeaux, dont l'un était blanc et l'autre négrillon, parce que, dans l'espace de peu de temps, elle avait eu commerce avec un blanc et avec un nègre. Cet exemple est péremptoire.

Mauriceau assure qu'une femme ayant accouché d'un enfant dont le visage était meurtri et noir à cause de l'étroitesse du vagin, s'imagina très faussement que le visage d'un nègre l'avait fi apppée au point d'en communiquer le signe à son fœtus ; la suite la détrompa. Les animaux d'espèces voisines qui produisent ensemble des métis, des mulets, ne font point des *monstres* pour cela. Parmi les espèces trop éloignées, comme une poule et un lapin, quoique Réaumur ait tenté cet essai, il n'en est rien résulté, et il y avait trop de différence entre les espèces pour oser en espérer quelque produit. Tout ce que les anciens ont raconté des *monstres* de l'Afrique, sont des chimères enfantées par l'imagination ardente des hommes qui habitent les pays chauds. Enfin les taches que les enfants apportent à leur naissance, ne sont point des fruits, des écorces, des couleurs imprimées par l'imagination maternelle, mais des loupes, des sugillations, des colorations particulières du tissu muqueux de la peau dont il n'est point difficile de trouver l'origine, quand on a quelque connaissance de la physiologie et de la médecine. Quant aux prétendues ressemblances avec les singes, les chiens, etc., qui ne sait que la tête des enfants peut être déformée par quelque compression dans la matrice, de manière à prolonger le museau ou la face ? Mais quelle autre conséquence tirer de cela ? Ne soyez jamais crédule, considérez bien tous ces *monstres* tant vantés, et vous n'y verrez jamais que des déformations produites par des causes très ordinaires et très simples. (*Virey.*)

DE L'ARRÊT DE DÉVELOPPEMENT.

On donne ce nom à l'arrêt d'accroissement des corps organisés vivants. Voici sur cette intéressante question l'analyse d'une leçon professée, en 1856, par M. Geoffroy Saint-Hilaire.

L'arrêt de développement est une explication qui a soulevé dans la science beaucoup de difficultés, éclairci bien des points obscurs, et qui, chaque jour, tend à faire dériver d'une même souche les divers peuples de la terre. Les caractères distinctifs de ces peuples semblent, au premier abord, très tranchés ; la taille, par exemple, en est sans aucun doute le plus saillant. En effet, qu'y a-t-il de plus frappant que la différence qui existe entre le Lapon et le Patagon, considérés tous deux comme les exagérations de la race humaine, l'un par sa petitesse, l'autre par sa hauteur ? Mais si nous nous reportons à la naissance de ces deux mêmes individus, nous remarquons qu'ils ont la même taille. Puis, avec l'âge, le Patagon grandit, tandis que le Lapon reste à peu près stationnaire. Chez ce dernier, il y a donc *arrêt de développement* pur et simple.

La couleur, également, est un caractère différentiel si marqué, qu'elle nous fait distinguer immédiatement le Caucasien européen du nègre véritable : l'un est blanc, l'autre est noir. Mais ces deux mots, blanc et noir, ne sont cependant pas rigoureusement applicables aux deux grandes races éthiopique et caucasienne ; car chez le blanc il n'y a pas absence complète de *pigmentum*, seulement il y entre en très petite quantité. Le contraire a lieu chez le nègre ; sa peau est abondamment pourvue de la matière colorante. A proprement parler, nous pouvons donc dire qu'il n'y a pas d'hommes blancs ; à peine existe-t-il quelques nègres véritablement noirs.

Ici encore, reportons-nous à la naissance du nègre et à celle du blanc : leur caractère distinctif, au point de vue de la couleur, est le même ; tous deux sont blancs. Le nègre a bien, il est vrai, quelques parties de la peau noires, comme les ongles et le scrotum ; mais à l'état fœtal, ce dernier caractère différentiel est nul, le petit blanc et le petit nègre sont identiquement semblables. Plus tard, la peau du nègre s'est foncée de plus en plus ; celle du blanc, au contraire, est restée stationnaire. Il y a donc eu, chez ce dernier, arrêt de développement.

La forme de la tête, au point de vue intellectuel, est le caractère le plus important, car, dans ses modifications, elle entraîne celles du cerveau, le siége de toutes nos facultés.

Opposons une tête de Makoïa à une tête de Caucasien : pour l'angle facial de l'un, nous trouverons 64 degrés ; adulte, il mesurera 75 degrés ; enfant, 82 ; fœtus, 85 ; — pour l'autre, cet angle sera de 82 degrés ; enfant, il mesurera 87 degrés ; fœtus, 89.

CAUCASIEN.		MAKOIA.	
Fœtus	89 degrés.	Fœtus	85 degrés.
Enfant	87	Enfant	82
Homme	82	Adulte	75
		Homme	64

Le tableau ci-dessus nous fait suffisamment voir qu'à un moment le Makoïa et le Caucasien ont eu le même angle facial ; et, tandis que celui de l'un est descendu jusqu'à 64 degrés, celui de l'autre est resté stationnaire. Il y a donc encore eu chez le blanc arrêt de développement.

De même, la différence qui existe entre la saillie nasale du Caucasien et celle du nègre trouve une explication satisfaisante dans l'inégalité de développement. Cette saillie, comme on le sait, est beaucoup plus prononcée chez le blanc que chez le noir : cela tient à ce qu'elle s'accroît chez l'un, tandis qu'elle reste stationnaire chez l'autre. Chez l'enfant blanc, la partie supérieure du nez est presque aplatie ; ce n'est qu'avec l'âge qu'elle devient plus saillante.

Tantôt ces inégalités de développement sont en faveur d'une race, tantôt en faveur de l'autre.

S'il existe, comme on le prétend, des hommes à queue dans l'intérieur de l'Afrique, le prolongement caudal de cette espèce d'individus peut aussi trouver une bonne explication dans l'excès de développement des vertèbres. Chez nous, ne voyons-nous pas continuellement des hommes atteints d'un coccyx très saillant ? Qu'y aurait-il donc de si étonnant que chez ce peuple africain cette anomalie fût plus marquée et plus fréquemment répétée ? Après le rapide examen de toutes ces différences, qui tendent continuellement à éloigner les races humaines les unes des autres, nous pouvons dire qu'il n'y a pas un de ces caractères distinctifs qui ne puisse être ramené à l'inégalité de développement.

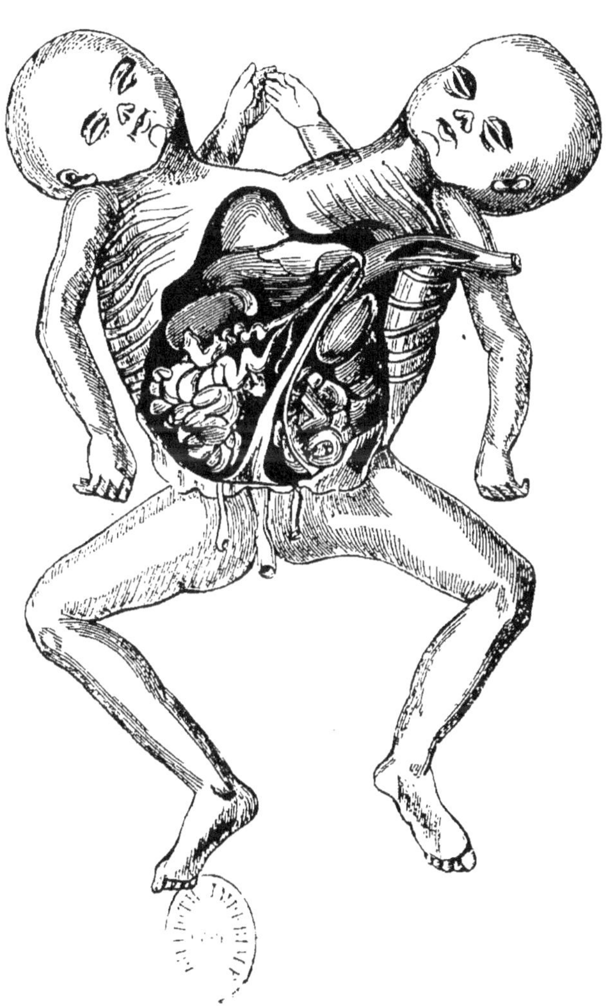

Fig. 17. — Monstre double. Hépatodyme complet.

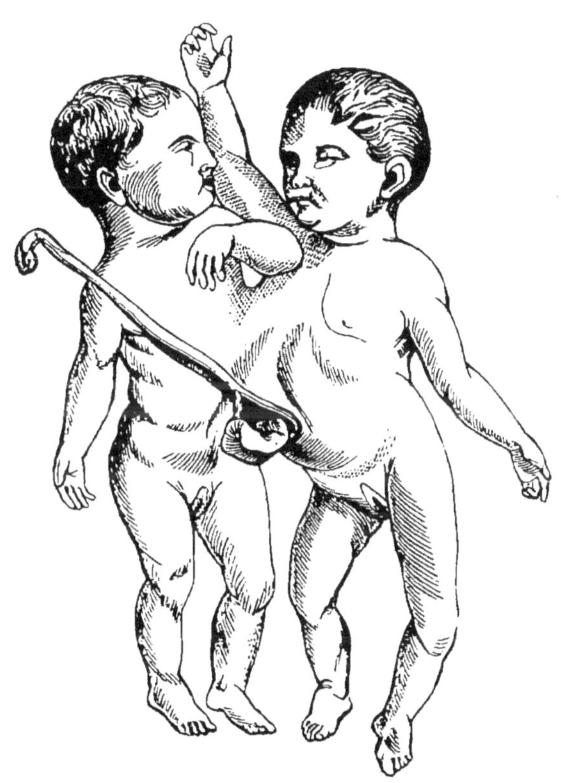

Fig. 18. — Adhésion congéniale de deux jumeaux.

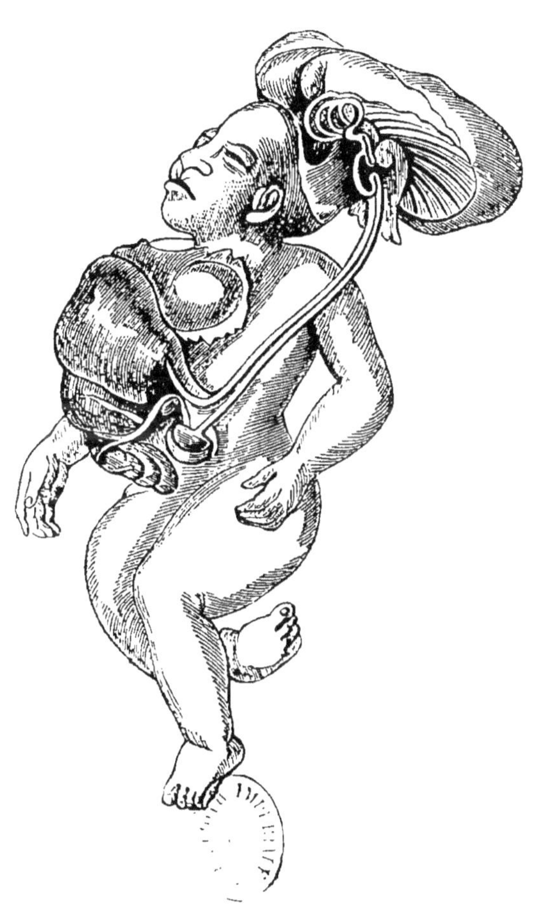

Fig. 19. — Déplacement des organes abdominaux.

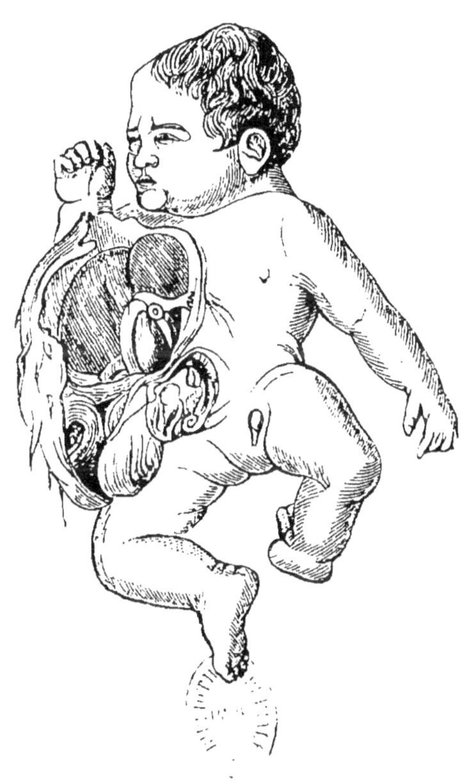

Fig. 20. — Déplacement des organes abdominaux.

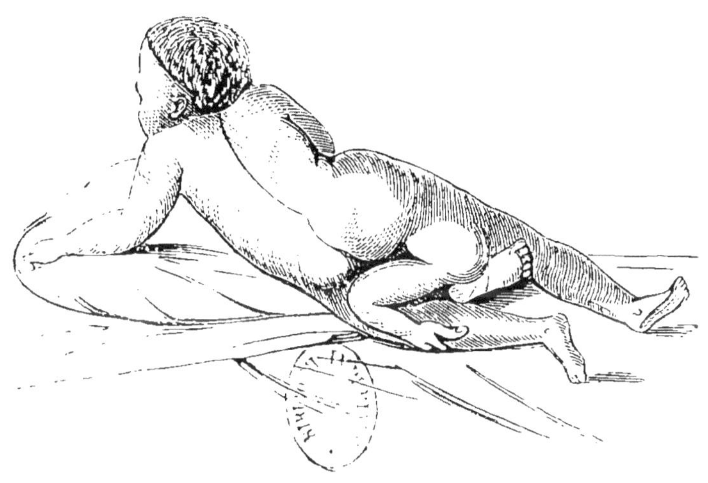

Fig. 21. — M. Evrard, né le 4 juillet 1830 (quatre jambes), sujet que nous avons connu parfaitement, que nous avons eu pour élève en 1846, et qui est actuellement négociant à Paris.

Nous devons dire que le jeune Evrard était un des élèves les plus intelligents et les plus distingués de l'institution dans laquelle il fit ses études.

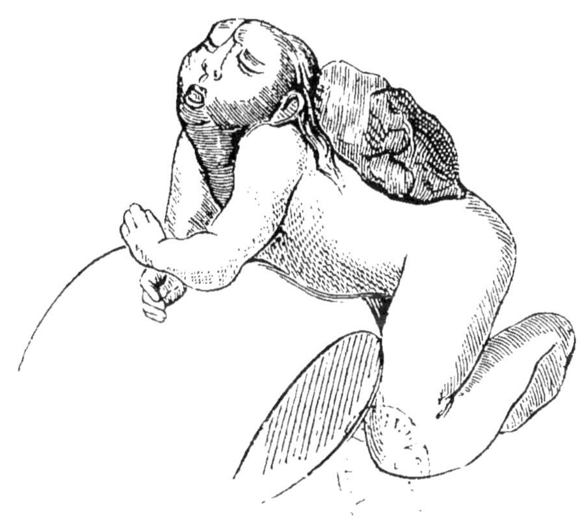

Fig. 22. — Chez cet enfant le cerveau est sorti de
la cavité crânienne, elle-même arrêtée dans son développement.

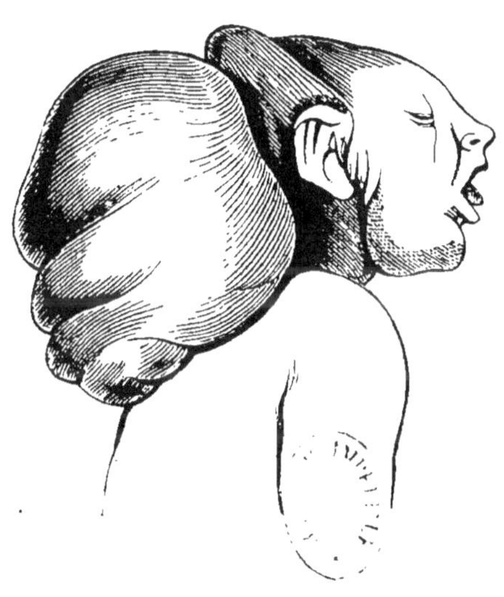

Fig. 23. — Autre exemple semblable au précédent.

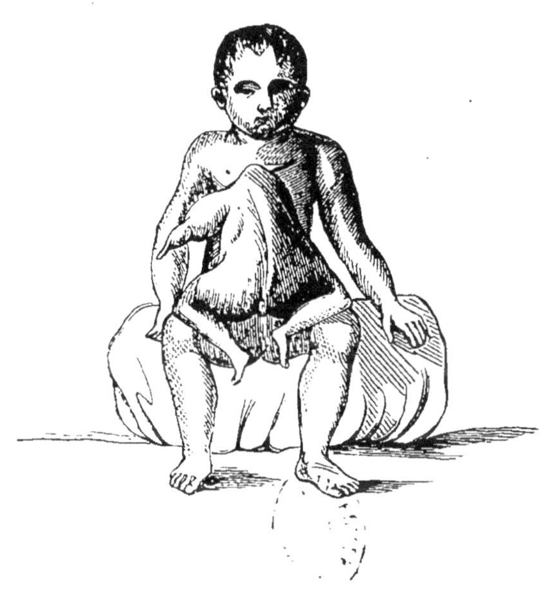

Fig. 24 — Monstre parasitaire. — Ces monstres doubles présentent à la fois un individu complet ou presque complet, et un autre beaucoup plus petit et très incomplet, incapable de vivre par lui-même, et se nourrissant, par conséquent, aux dépens du premier.

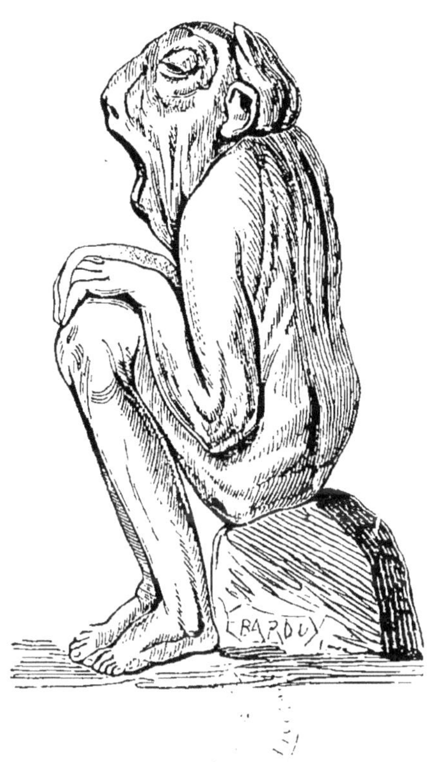

Fig. 25. — Anencéphale humain, momie trouvée.
en 1826, par M. Passalacqua, dans les catacombes
d'Hermopolis.

Sous le nom d'anencéphales, on comprend les embryons ou fœtus privés, en tout ou partie, du cerveau
ou des os du crâne. En général, les fœtus qui sont
atteints d'*anencéphalie*, meurent en naissant ou peu
de jours après.

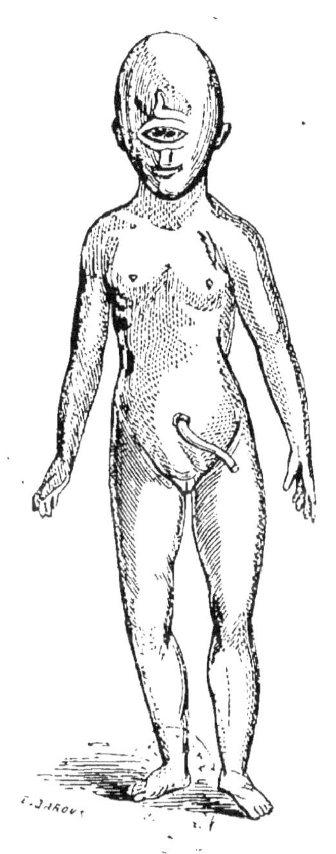

Fig. 26. — Rʜɪɴᴏᴄᴇ́ᴘʜᴀʟᴇ ʜᴜᴍᴀɪɴ. — Cette anomalie consiste en une saillie plus ou moins considérable du nez, sans lésion congénitale apparente de
l'encéphale ou des yeux, par l'agrandissement de l'os
vomer dans toutes ses dimensions.

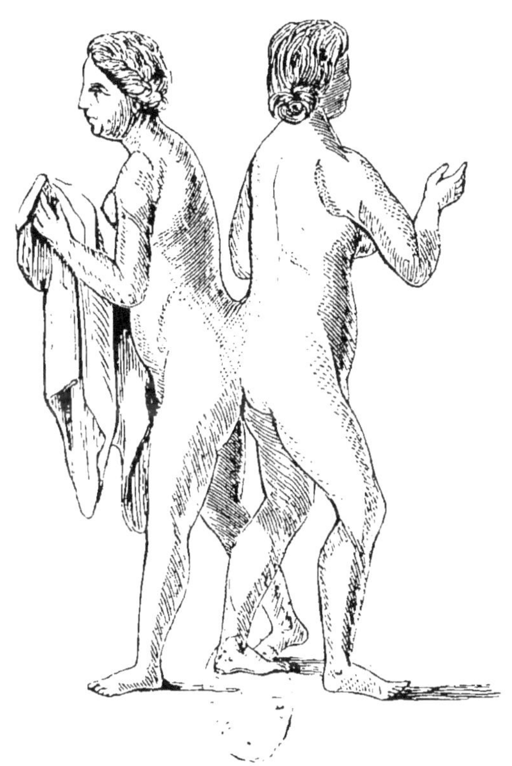

Fig. 27. — *Hélène* et *Judith*, nées en 1701 à Szony (Hongrie), étaient réunies par la région fessière. Les règles parurent à 16 ans, mais elles moururent de maladie à 22 ans.

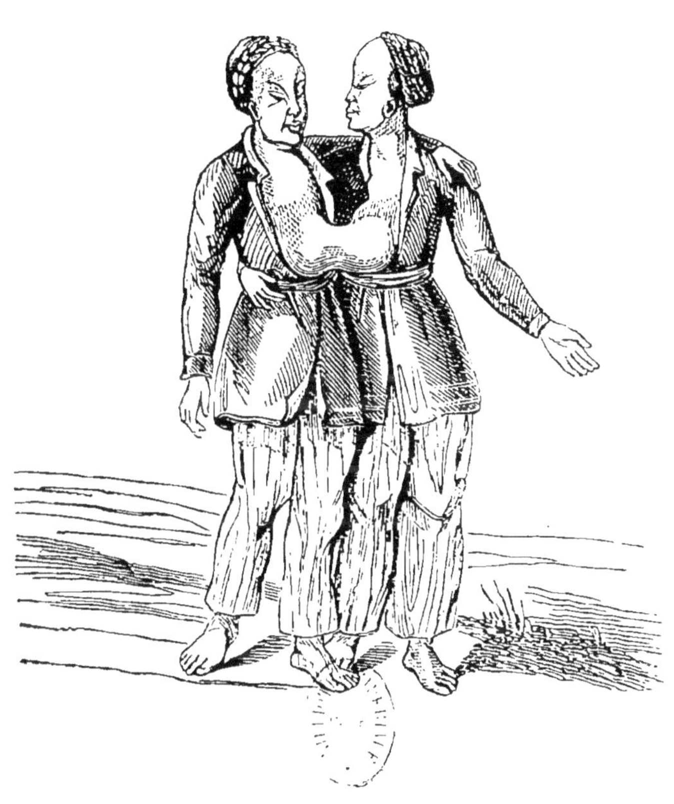

Fig. 28. — *Chang* et *Eng*, frères siamois, nés en
1811.

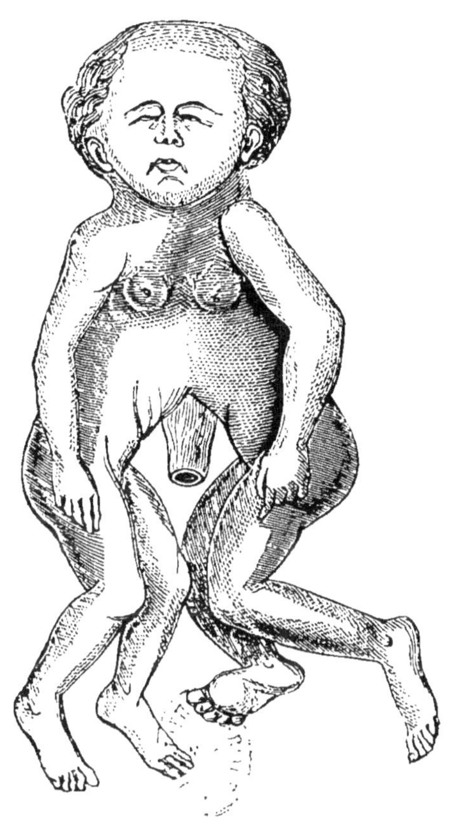

Fig. 29. — Iniope humain vu par le coté de la face complète. — Ce genre de monstres comprend ceux qui ont deux corps intimement unis au-dessus de l'ombilic, et dont la tête, incomplétement double, présente, d'un côté, une face , de l'autre, un œil imparfait et une oreille.

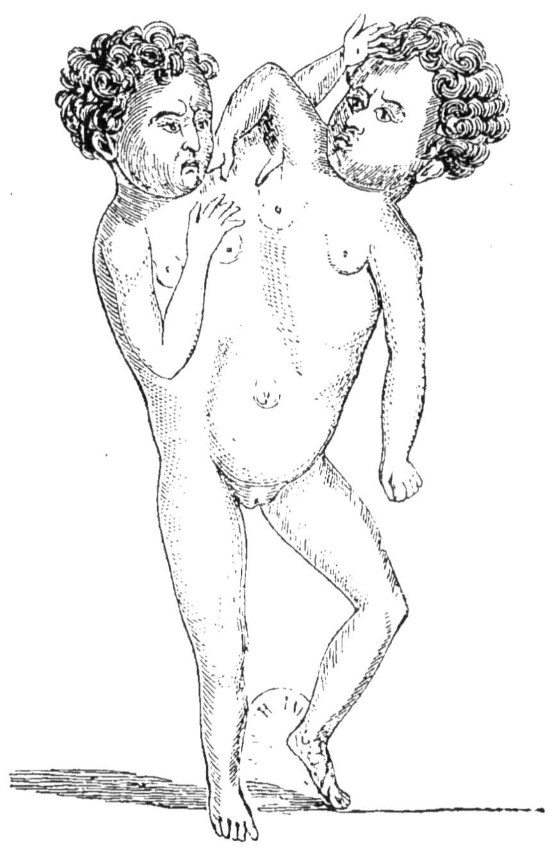

Fig. 30. — *Rita* et *Christina*, mortes dans la pre ‑
mière année.

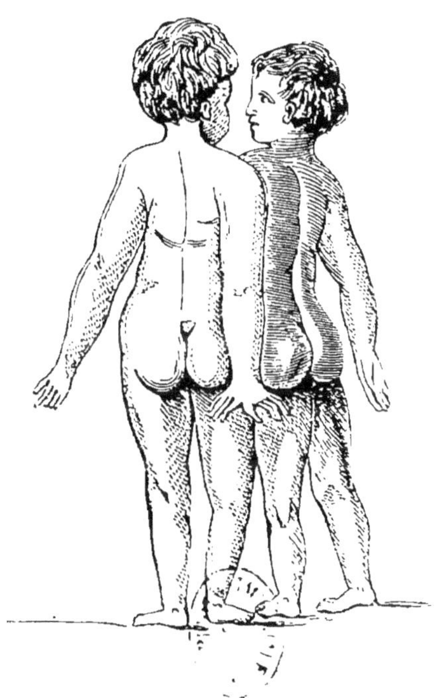

Fig. 31. — Monstre double.

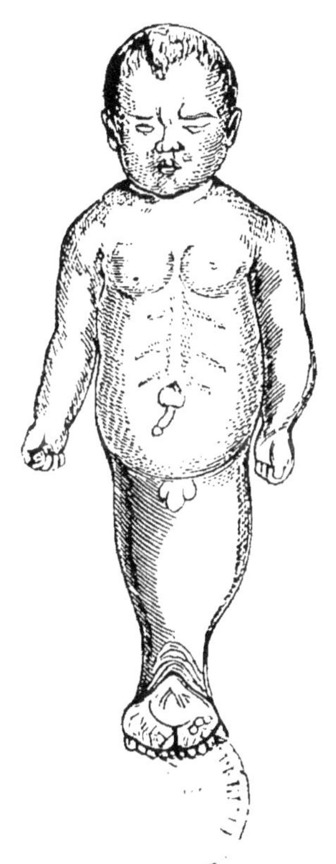

Fig. 32. — Déplacement des organes abdominaux ; fusion des deux membres inférieurs en un seul ; six doigts.

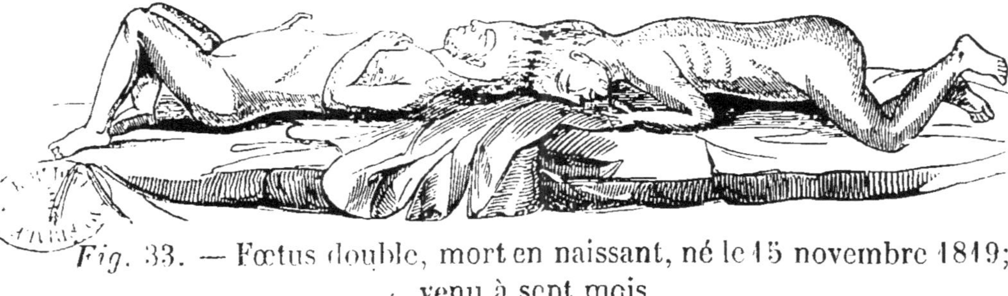

Fig. 33. — Fœtus double, mort en naissant, né le 15 novembre 1849;
venu à sept mois.

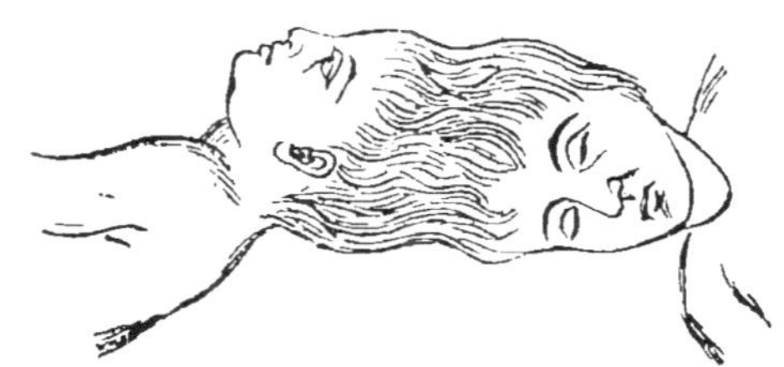

Fig. 34. — Monstre par excès.

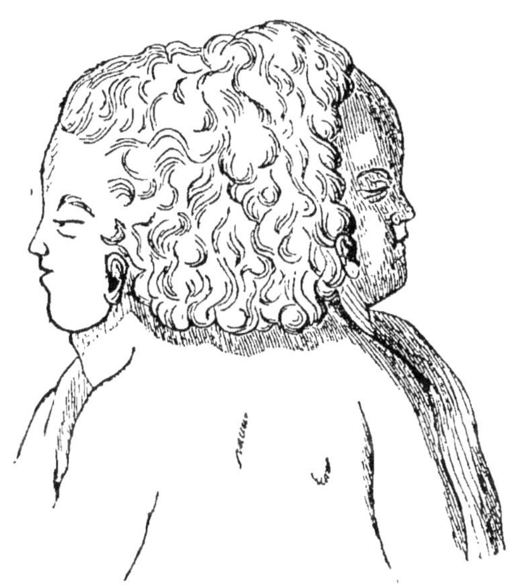

Fig. 35. — Reproduction de la tête du Janiceps décrit par Duvernay.

Le nom de *Janiceps*, de *Janus*, a été donné à un genre de monstre double, composé de deux individus unis au-dessus de l'ombilic commun, et présentant une tête double à deux faces directement opposées. (*Is. G. S.-H.*)

8

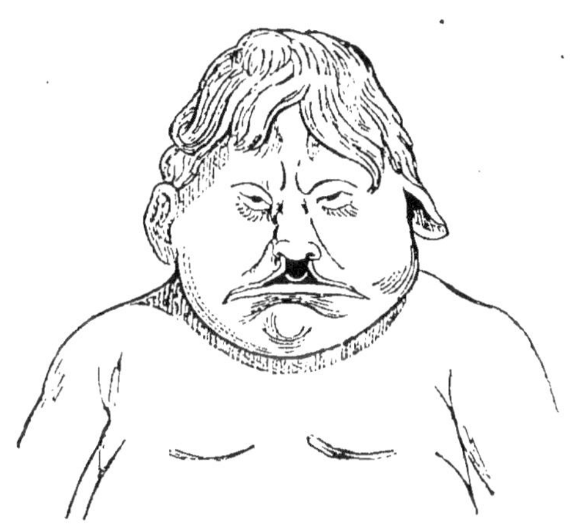

Fig. 36. — Forme anomale de la tête, et double fissure labiale chez un enfant à terme.

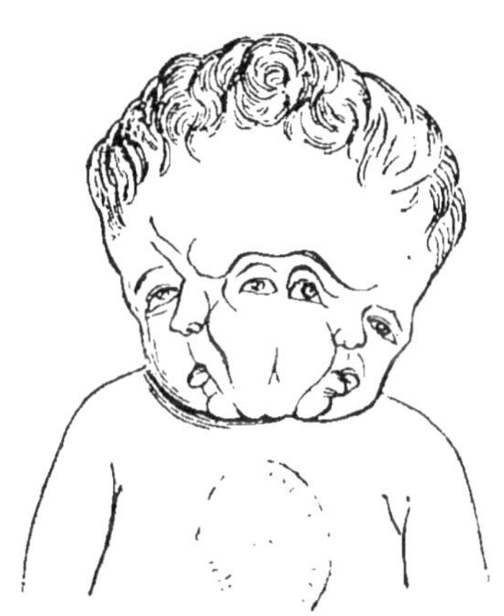

Fig. 37. — Monstre par excès de développement.

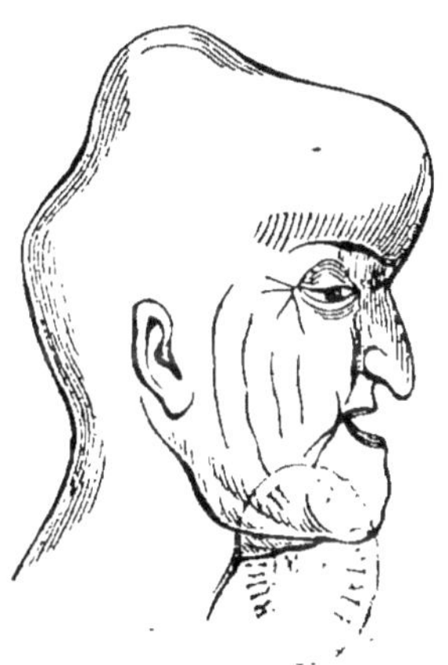

Fig. 38. — Forme anomale de la tête chez un homme adulte.

POLYDACTILIE CHEZ L'HOMME

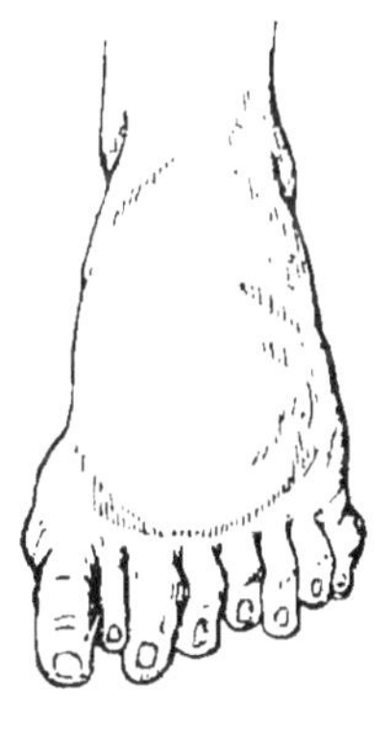

Fig 39.

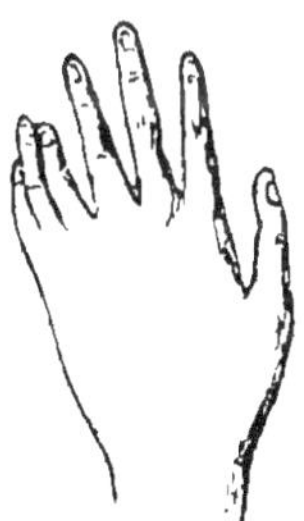

Fig. 40.

Il y a aussi quelquefois absence d'un ou plusieurs doigts à chaque main.

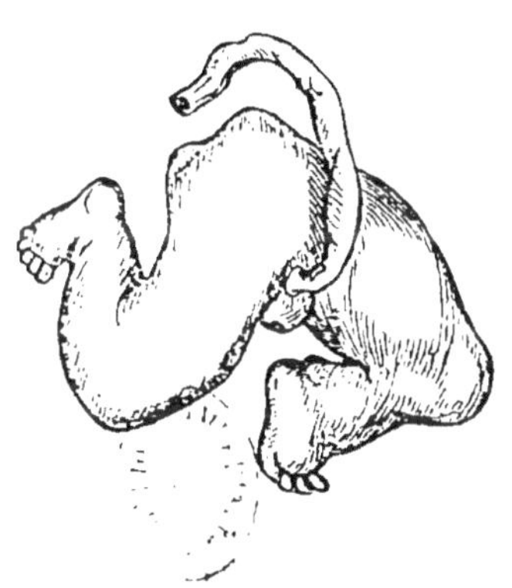

Fig. 44. — Monstre par défaut.

ANTHROPOLOGIE

RACES HUMAINES. — UNITÉ OU PLURALITÉ DE L'ESPÈCE (1).

Il n'est pas de question plus intéressante, il n'en est point de plus obscure : intéressante en elle-même, parce qu'elle comprend tout ce qui nous touche de près, et qu'elle l'envisage au point de vue le plus large et le plus élevé qu'il soit possible d'atteindre ; intéressante par ses conséquences, parce que les relations internationales, la guerre, la paix, les alliances, les fusions, en un mot la marche de la civilisation en dépendent ; obscure et peut-être insoluble, car nous n'avons pour la résoudre ni données satisfaisantes, ni point d'appui assuré. Comme cette question, d'un bout à l'autre du monde, est à l'ordre du jour, non-seulement dans les cours savants, dans les récits de l'histoire, ou dans les livres des voyageurs, mais encore sur les champs de bataille où se vident les questions d'esclavage, de liberté, de nationalité, on est entraîné à l'étudier, sans se demander si elle est réellement susceptible d'une solution rationnelle. C'est ce qui justifie le travail suivant.

Il est bon de faire observer en commençant que toute la difficulté réside dans les différences d'aspect

(1) Cet excellent article est dû à M. Castaing, membre du Conseil de la Société d'Ethnographie ; nous remercions sincèrement notre savant collègue d'avoir bien voulu le composer exprès pour cet ouvrage.

9

extérieur que présentent d'une manière plus ou moins tranchée les variétés de l'espèce humaine : peaux de diverses couleurs, formes variées de la face ou de la charpente osseuse, langage, mœurs, telles sont les principales bases sur lesquelles s'asseoient des systèmes nombreux, mais qui se réduisent tous à deux : l'unité ou la pluralité des origines.

L'insuffisance des documents historiques, à laquelle ne suppléent point nos connaissances scientifiques, en d'autres termes l'impossibilité de résoudre la question, soit au moyen de monuments positifs, soit par les ressources d'une induction rationelle, ne sont pas les seuls motifs des erreurs en cette matière. La plupart des savants n'abordent la question que sous l'influence d'idées préconçues, de passions plus ou moins vives, et, selon le climat, l'éducation, les principes politiques ou religieux, on est à l'avance unitaire ou pluralitaire ; pour un grand nombre, les études ne servent qu'à rechercher les moyens de faire prévaloir son opinion ; bien peu se sont décidés à subir la vérité, quelle qu'elle puisse être.

Quant à moi, qui cherche la vérité et qui crois l'entrevoir, sans grand espoir d'arriver jamais à la démontrer en pareille matière, je remonterai jusqu'au déluge, quoiqu'on en puisse dire. Aussi bien, c'est à ce point que l'histoire commence un peu partout, et je n'ai d'autre regret que celui de ne pouvoir aller au-delà. Comme chacun le sait, Noé eut trois fils, Japhet, Sem et Cham. Les peuples qui admettent la tradition orientale, la révélation biblique, Juifs, Chrétiens et Musulmans, sont d'accord sur cette circonstance, et ils font dériver des trois patriarches toute la descendance humaine. Toutefois, c'est par erreur qu'on a voulu identifier cette division avec celle des grandes parties de notre continent, Europe, Asie, Afrique, ou avec des nuances de peau ; s'il y a quelque chose de commun entre ces idées, c'est le nombre trois, ce qui n'est pas sans importance, comme on le verra plus loin ; mais, en réalité, la filiation des fils de Noé ne peut se suivre que dans les peuples appartenant à la variété humaine qui com-prend notre civilisation et qu'on appelle vulgaire-ment la race blanche.

Ainsi, les monothéistes sont en même temps uni-taires : pour eux, non-seulement les hommes appar-tiennent à une même espèce, mais encore ils descen-dent d'un couple unique, lequel vient lui-même de Dieu.

Les nations polythéistes présentent un spectacle bien différent : dépourvues de longues traditions ou bien accoutumées à y mêler des mythes obscurs et vagues, elles n'ont pas eu le sentiment de l'unité ; mais quand chacune d'elles, rattachant son origine au sol même qui la portait, se déclarait autocthone, elle n'avait nullement le désir d'émettre des senti-ments du genre de ceux qui désignent les pluralitaires de nos jours. Leur premier motif résidait dans la fa-cilité de l'explication : peu scrupuleux sur la réalité de leurs principes scientifiques, les anciens traitaient l'origine des hommes comme on a longtemps traité celle des champignons ; ne sachant d'où ils étaient venus, on avait imaginé qu'ils avaient un beau jour poussé tout seuls. D'un autre côté, ce système flat-tait l'amour-propre national, car c'était un moyen de se perdre dans la nuit des temps en se rattachant aux dieux mêmes. Enfin, les passions et les calculs de la politique y trouvaient leur compte, en établissant, entre les sociétés fractionnées, des barrières insurmontables dont les habiles profitaient.

Mais des opinions assises sur des bases aussi fragiles ne peuvent durer longtemps; dès que la science eut fait son entrée dans le monde, lorsque l'on se fut accoutumé à regarder des yeux du corps les objets matériels qui composent l'ensemble des êtres saisissables, et à demander à cette observation les explications que les traditions ou l'imagination avaient seules été appelées à fournir, il fallut bien reconnaitre une identité de nature d'autant plus frappante que les termes de comparaison étaient moins éloignés l'un de l'autre; en même temps, les connaissances historiques, en se répandant, mirent à néant la majeure partie des prétentions que chaque peuple avait pu avoir à une origine spéciale.

A vrai dire, on ne se posa même point le problème de l'unité ou de la pluralité de l'espèce, tel que nous l'entendons aujourd'hui, on se borna à constater l'existence de variétés distinguées par des caractères physiques bien tranchés, notamment par celui de la coloration de la peau. En cette occurence, la science naissante ne faillit pas à son instinct, et sa première affirmation ethnographique reposa sur le nombre trois. Il est à remarquer que ce nombre trois possède une énorme puissance d'attraction sur l'esprit humain. Pythagore et Platon en ont donné toutes sortes de motifs, excepté le bon, savoir : qu'en ce monde tout revient à trois termes : le principe actif,

le principe passif et le produit de leur combinaison.
Sans nous occuper des idées qui ont pu en dériver,
dans les sociétés plus ou moins barbares, passons à
la Grèce.

Hippocrate, qui ouvre la marche de la science,
base sa classification sur la couleur de la peau ; il
admet trois variétés d'hommes : blanche, noire, jaune,
celle-ci à l'orient de la mer Caspienne ; et, comme il
ne s'occupe que de physiologie, il les décrit sans se
demander d'où elles viennent, un pareil soin eût été
l'affaire des philosophes qui, du reste, ne s'en occu-
paient guère.

Aristote ne procède pas différemment ; mais il semble que la nature ou l'apparence des cheveux ait at-
tiré de préférence son attention. Ses trois variétés
sont : le Scythe, le Thrace et l'Égyptien, comme qui
dirait blond, châtain et brun. Certes, la formule est
assez vague, mais le nombre trois s'y trouve et il
suffit.

A partir de ce moment, l'antiquité, préoccupée
surtout de questions de forme et de mots, trouve plus
commode de vivre sur le fonds d'Aristote. Le moyen
âge n'a garde d'agir autrement, et les époques modernes suivent le même procédé jusqu'au commencement du dernier siècle.

Après deux mille ans de divagations, les sciences
naturelles paraissent reprendre leur voie sous la puissante impulsion de Linnée. Le naturaliste suédois,
qui classifiait toutes choses, n'oublia point l'homme,
qu'il trouva commode de répartir conformément aux
grandes divisions de la géographie. A cette époque, le
monde se divisait en quatre ; en accordant un terme

de plus pour l'imprévu, Linnée eut cinq races, savoir : l'européenne blanche, l'asiatique jaune, l'afri-
caine noire, l'américaine brune, la monstrueuse ou
variée, celle-ci ayant son siége au pays des fables.
Le moindre inconvénient de ce système, c'est que
les désignations des couleurs n'ont qu'un rapport
très contestable avec les divisions géographiques aux-
quelles l'auteur les accouple.

A partir de ce moment, les classifications se succè-
dent, se superposent avec une effrayante rapidité ;
les auteurs, partant soit de la couleur de la peau, soit
de la forme du crâne ou du visage, soit de la linguistique ou de la géographie, enfantent des systèmes
différents par le nombre des espèces, races ou variétés qu'ils admettent, et non moins divers quant au
point de départ de leur méthode. Ceux qui sont d'accord sur l'un de ces points s'éloignent quant à l'autre : enfin, pour ne parler que du nombre de ces
divisions, races, espèces ou variétés, voici où ils en
sont arrivés :

Cuvier en admet. 3
Gerdy et Richard. 4
Linnée, Hunter, Blumenbach. 5
Pinkerton, Duméril, Broc. 6
M.-J. Cloquet. 7
M. Flourens. 10
I. Geoffroy Saint-Hilaire. 12
Bory Saint-Vincent. 15
Malte-Brun. 16
Desmoulins. 25
Prichard, un nombre indéfini.

Vous avez le choix ; mais si vous considérez que, pour les uns, il n'y a que des variétés d'une même espèce, pour les autres, il y a, au contraire, trois, cinq ou quinze espèces se divisant en variétés, et se subdivisant en races, vous serez bien près d'admettre que ces systèmes sont, les uns et les autres, absolument indignes d'attention.

Toutefois, l'une de ces classifications a prévalu, c'est celle de Cuvier, savoir :

> Race blanche ou caucasique,
> — jaune ou mongolique,
> — noire on éthiopique.

Les mérites de ce système sont les suivants :

1° Il est dû à ce savant, dont le nom est encore la plus grande autorité contemporaine ;

2° Il est basé sur le nombre trois, déjà nommé : *numero deus impare gaudet ;*

3° Il admet à la fois pour bases : la couleur de la peau et la forme du visage, l'histoire et les langues ; il fusionne les deux ordres de sciences.

Quand je dis que cette classification a prévalu, c'est une manière de parler : on l'admet en théorie ; mais, dans la pratique, chacun la modifie au gré de son caprice. Personne n'est disposé à croire que les Peaux-Rouges d'Amérique sont identiques aux Chinois, ou que les habitants de l'Océanie puissent être confondus avec les nègres. Dans un ordre d'idée beaucoup moins caractérisé, il est certain que les races latines diffèrent sensiblement par leurs formes comme par leurs instincts d'avec les peuples germaniques, et que ceux-ci ne ressemblent guère aux Arabes et autres Orientaux. Mais, si ces signes distinctifs sont assez saillants pour servir de base à une division soit actuelle, soit historique, peut-on dire qu'ils le soient au point de justifier la supposition d'une diversité primitive d'origine? Là est le nœud de la question.

Ce qu'il y a de certain, c'est que le nombre des types, des formes, des couleurs, des langues, des mœurs est indéfini. Par exemple, en partant de l'Européen le plus blanc, on arrivera, par des nuances insensibles, au noir le plus intense, au rouge, au jaune, au brun, au marron et à toutes les couleurs du prisme solaire ; et il en est de même quand on prend pour base les autres points de comparaison des diverses fractions de l'humanité.

Cependant il faut un système et il le faut à tout prix : cela fait bien dans un livre, cela attire l'œil ; et, d'ailleurs, puisque chaque auteur a le sien, pourquoi se résignerait-on à paraître moins savant que les autres ; ensuite cela est on ne peut plus commode pour bâtir des calculs, et pour expliquer congrûment les choses. Ayons donc un système.

Mais, d'abord, un point important : êtes-vous unitaire ou pluralitaire? Croyez-vous que les hommes, nés d'un seul et même père, n'offrent aujourd'hui des différences de conformation qu'en raison de l'action des milieux, d'où résultent des variétés dont les caractères, accidentels de leur nature, sont en outre susceptibles de disparaître et de nous laisser ainsi revenir au type primitif et commun ? Si tel est votre avis, vous êtes unitaire.

Croyez-vous, au contraire, que les hommes proviennent de diverses créations successives sur des points distincts, et que les races formées de cette manière constituent autant d'espèces ayant des caractères indélébiles, et qui ne pourront se fusionner qu'à condition que l'une des espèces absorbera toutes les autres? Dans ce cas, je vous en avertis, vous êtes pluralitaire.

Mais vous n'avez, dites-vous, aucun motif de préférence, aucune raison de pencher vers un système plutôt que vers l'autre. Cela ne vous dispense pas de vous prononcer : la plupart des savants ne sont pas plus avancés, et cependant ils ne font même pas mine d'hésiter. A vrai dire, les raisons scientifiques n'ont rien à voir en pareille matière, et les ethnographes ou les anthropologistes se déterminent en vertu de considérations d'un ordre tout différent; en général, c'est d'après leurs opinions politiques ou religieuses : vérité en-deçà des Pyrénées, erreur au-delà, cela varie encore selon les pays. Ainsi, par exemple, en France, les gens attachés aux croyances religieuses sont partisans de l'unité; les voltairiens, les libéraux, les révolutionnaires et ceux qui ne croient à rien, croient à la pluralité des espèces. Aux États-Unis, au contraire, c'est une simple question de latitude ou d'économie sociale : vous voyez qu'on est bien à l'aise.

Je suppose que vous êtes unitaire ; c'est le parti le plus prudent, d'abord on est du côté des bons principes ; ensuite on évite d'affreuses contradictions, comme font celles où tombent ces journaux libéraux qui justifient, sans le vouloir, l'esclavage.

Nous sommes donc tous fils du même père, égaux

en droits, mais, avec le temps, notre espèce, qui est unique, s'est répartie en un certain nombre de variétés. Combien vous plaît-il d'en compter, trois, cinq ou quinze? Ah! ne vous gênez pas, le système que vous aurez choisi sera le meilleur. Pour le soutenir, vous adopterez une spécialité : vous serez anatomiste, géographe, historien ou philologue ; bien plus, dans l'une des sciences, vous n'adopterez qu'un point, un petit fait imperceptible, mais vous direz : Voilà ma preuve. Ayez surtout soin de ne pas vous laisser entraîner à suivre les raisonnements d'autrui, ni de vous lancer dans les considérations d'ordre général ; restez cantonné sur votre fait, et jetez-le à la tête de quiconque. C'est ainsi qu'un illustre savant contemporain qui a consacré sa vie à l'affirmation de l'unité, tout en fournissant des arguments contre elle, a établi sa renommée.

Jamais je n'oublierai l'impression prodigieuse que ce savant avait produit sur un de nos professeurs à l'École de droit, qui nous disait à la troisième leçon de son cours : « Les récentes expériences de M. sur les canards ont prouvé surabondamment l'unité de l'espèce humaine. »

En présence de pareils motifs de divergence dans les opinions, que penser et que dire ? et à quelle conclusion doit enfin s'arrêter un esprit raisonnable ?

Si j'en crois à l'expérience de plusieurs années d'étude et de critique, voici ce que je puis proposer comme certain.

1° L'homme, dans quelque position et sous quelque apparence extérieure qu'on le prenne, appartient à une seule et même espèce ; l'identité des aptitudes, la facilité des croisements ne laissent aucun doute à cet égard.

2° Toutefois, il existe, entre les divers individus de l'espèce, des différences extérieures et même intérieures d'organisation, légères, variables, adventices, mais plus ou moins durables, ou même permanentes. Elles constituent les variétés, et quand elles sont considérées, au point de vue généalogique, elle forment les races.

3° Entre ces bases de distinction, la principale paraît être la coloration de la peau et de ses annexes, laquelle est le résultat d'une diathèse héréditaire, mais toujours légèrement modifiée en influence par le milieu dans lequel se trouve l'individu ; on peut en dire autant des observations appuyées sur la stature, sur la forme du crâne et de la face, et sur l'anatomie du corps en général. Quant aux particularités anatomiques invoquées par plusieurs auteurs, comme caractères de race ou d'espèce, l'os intermaxillaire, l'os interpariétal, la position du trou occipital, la bifurcation des apophyses cervicales, la perforation de l'olécrane, l'extension du calcanéum, la décroissance des orteils, etc., ce sont des puérilités indignes de la science, puisque les causes de ces accidents sont habituellement faciles à indiquer.

4° La Bible est le monument historique dans lequel on trouve les renseignements les plus précieux sur les temps primitifs de l'humanité ; il n'existe aucun motif de douter ni de la sincérité du récit, ni de l'authenticité de la tradition ; mais on doit y apporter un esprit dégagé d'idées préconçues, et préparé

par des études préliminaires sur les choses de l'O-
rient. Il ne faut pas chercher dans la Genèse un exposé scientifique ; les observations de la Bible sont
ce que l'esprit humain a pu donner de meilleur à
des époques où la science n'existait pas. Il ne faut
pas être trop rigide sur les dates. La chronologie
qu'on en tire est l'œuvre de modernes, et d'ailleurs
les textes sont incomplets et contradictoires à cet
égard. Enfin, la Bible fait l'histoire des peuples appartenant à notre civilisation ; elle laisse en dehors une
grande partie de l'univers, et la difficulté consiste
précisément à rattacher à nous-même cette portion
de l'humanité.

5° L'Égypte est comprise dans le cycle biblique,
mais on a voulu établir un antagonisme entre l'une
et l'autre histoire. La prétendue antiquité de la terre
des Pharaons ne se soutient pas ; les monuments lui
font défaut, et d'ailleurs, chacun connaît trop bien
aujourd'hui le caractère progressif de l'humanité
pour admettre l'état d'immobilité sous lequel on nous
la représente pendant des milliers d'années.

6° Les systèmes basés sur les traditions des civili-
sations différentes de la nôtre, indoue, chinoise, etc.,
ne méritent aucune créance. Les livres existent assu-
rément, mais ils n'ont pas de date, et les monuments
matériels sont absents. Tout ce qu'on peut accorder,
c'est que les traditions remontent à des époques très
reculées, et que la science en tirera sans doute profit
quand elle aura appris à les déchiffrer.

7° La situation isolée de l'Amérique, de l'Océanie, etc., n'est point un obstacle aux rapports avec
des pays plus anciennement habités. Des évêques

chrétiens, suffragants de Hambourg et, dont les lettres existent au Vatican, évangélisaient l'Amérique deux cents ans avant Christophe Colomb ; d'ailleurs, en fait de locomotion sur la surface du globe, rien n'est impossible à l'homme.

8° La linguistique est une lanterne avec laquelle on éclairera les sentiers de l'ethnographie, mais ce n'est point une épée qui puisse en trancher les nœuds gordiens : elle mettra sur la trace de la filiation historique des peuples et des sociétés, mais elle ne parviendra jamais à élever des barrières entre les races. La présence d'un idiôme dans un lieu est bien une preuve qu'il est passé là des gens qui le parlaient, son absence ne démontre nullement qu'il n'ait pas été employé. On ne sait pas une langue sans l'avoir apprise, mais il arrive qu'on l'oublie complétement après l'avoir sue.

Ces données étant admises, on peut admettre plusieurs centres de création, mais en avouant qu'on avance une hypothèse ; diviser les races en blanche, jaune, rouge et noire, en orthognathe, eurygnathe et prognathe, mais en reconnaissant que la transition d'un type à l'autre se fait par des nuances d'une insaisissable ténuité, et que d'ailleurs chaque société contient des individus s'écartant du type commun ; partager nos langues civilisées en indo-germaniques, sémitiques et chamiques, mais à condition de constater que chacune de ces familles est à moitié contenue dans les autres ; on peut enfin porter la crédulité au point d'ajouter foi aux prétendues antiquités de l'Inde et de la Chine, mais en renonçant aux procédés sérieux de la critique et de l'histoire.

En l'état actuel des connaissances, je crois qu'un homme raisonnable doit admettre, sauf plus ample information, qu'il n'y a qu'une espèce dérivant d'un même couple et divisée en plusieurs races ; qu'il est pour le moment impossible d'établir comment la plupart d'entre elles se rattachent à celle à laquelle nous appartenons ; que les dénominations employées par les ethnographes, blanc, jaune, rouge, noir, hungolique, ethiopique ou caucasien, etc., ont leur utilité comme moyen de généralisation dans les études, et qu'il n'y faut voir que des expressions purement théoriques ; que les données de la linguistique ne sont point sans mérite, mais qu'il faut s'en défier.

En réalité, la base de l'ethnographie, ce devrait être l'histoire sous forme généalogique ; possédant peu de renseignements de ce genre, force nous est de recourir à d'autres procédés ; nous sommes encore à nous demander quels sont les meilleurs, la science commence à peine.

RACE BLANCHE

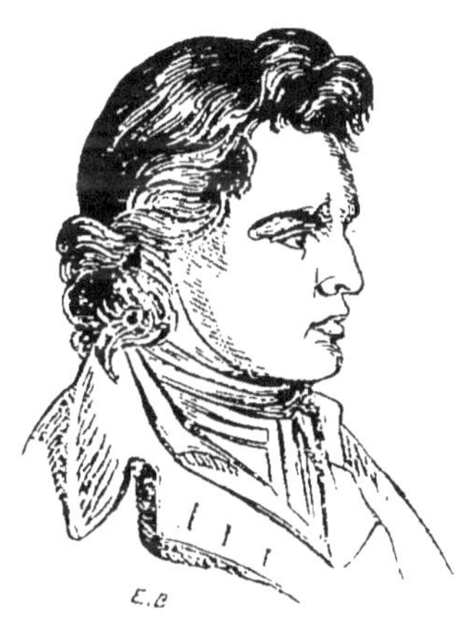

N° 1.

GERMAIN, rameau européen, famille teutonne.

RACE BLANCHE

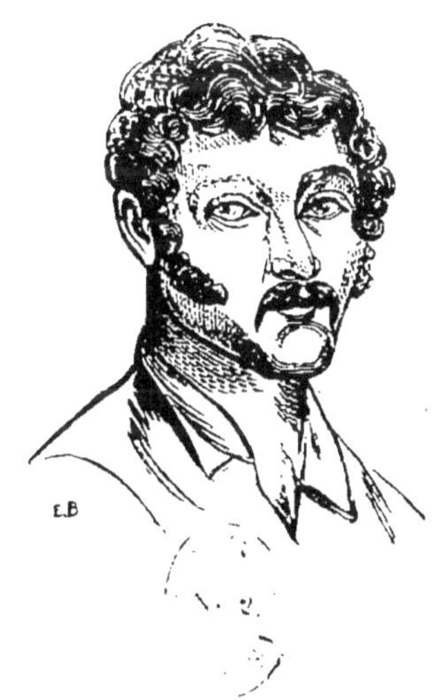

Hongrois Maygar, rameau scythique, famille finoise.

RACE BLANCHE

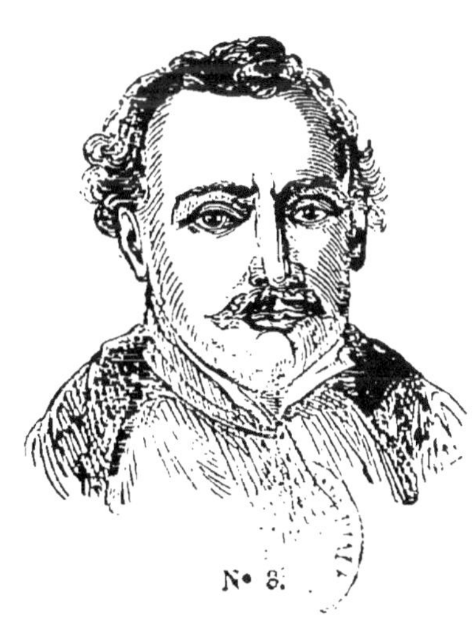

N° 8.

Polonais.

RACE BLANCHE

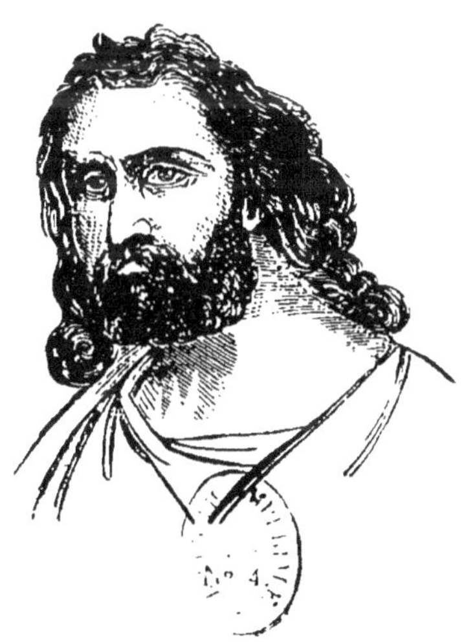

Dalmate rameau européen, famille slave.

RACE BLANCHE

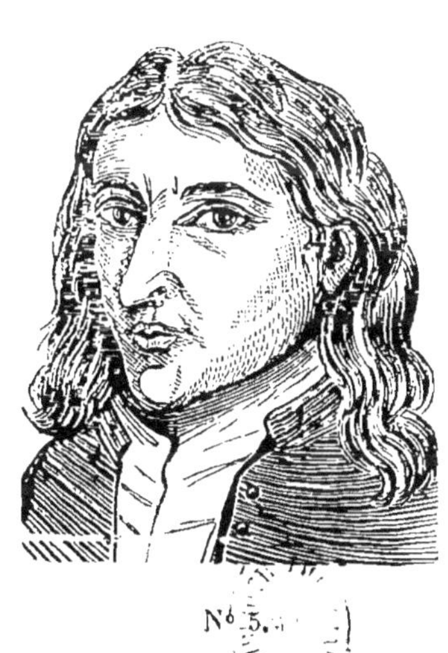

Nᵒ 5.

KIMRI, race bretonne.

RACE BLANCHE

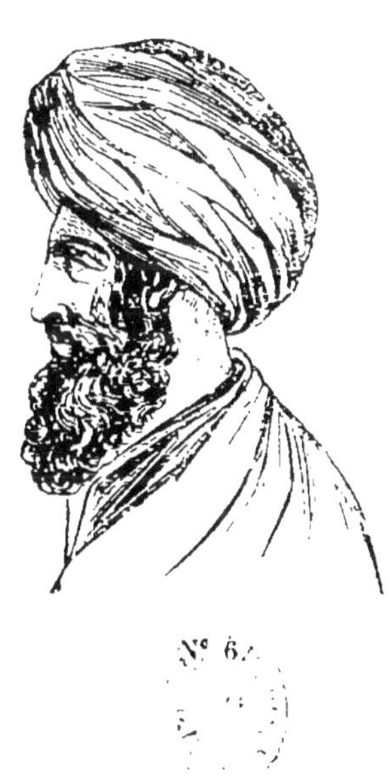

Grec, rameau européen, famille grecque.

11

RACE BLANCHE

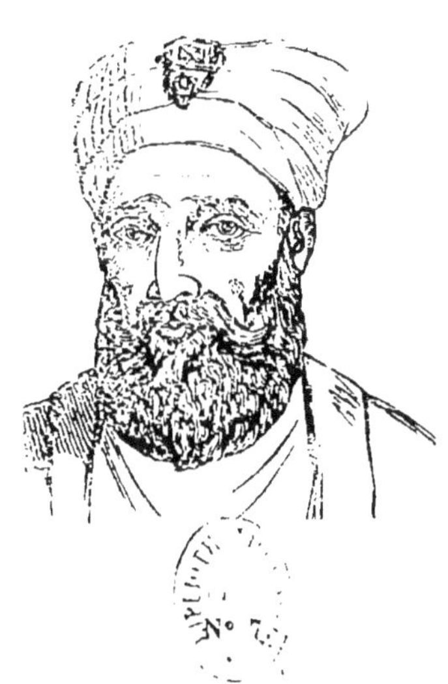

Indou, rameau indo-persique, famille indoue.

RACE BLANCHE

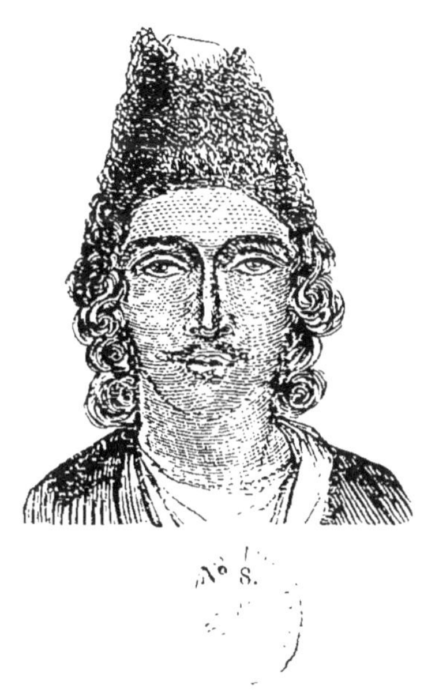

CIRCASSIEN.

RACE BLANCHE

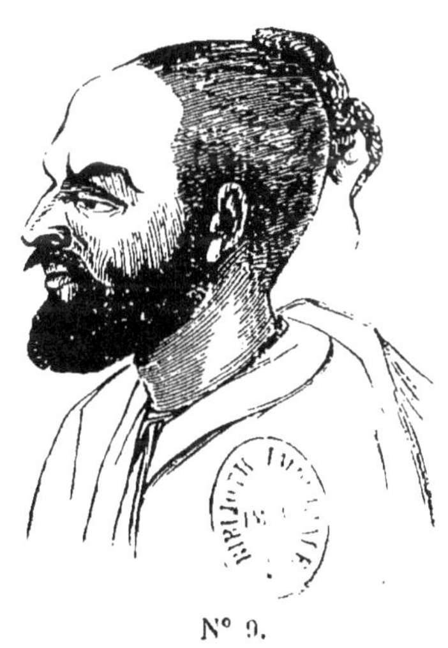

N° 9.

KABYLE, rameau araméen, famille atlantique.

RACE JAUNE

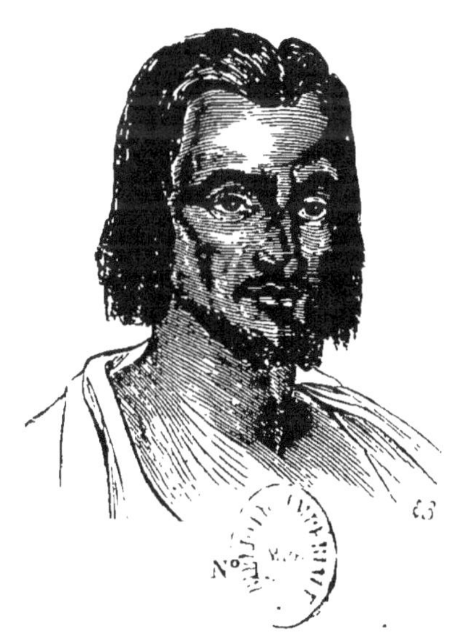

ABYSSINIEN.

RACE JAUNE

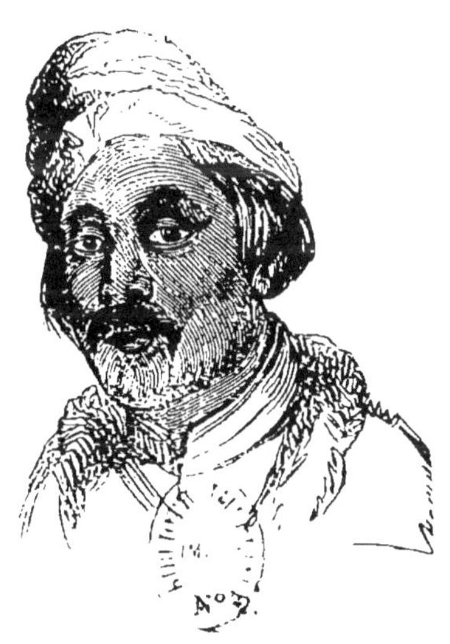

Kalmouck, rameau mongol, famille mongole.

RACE JAUNE

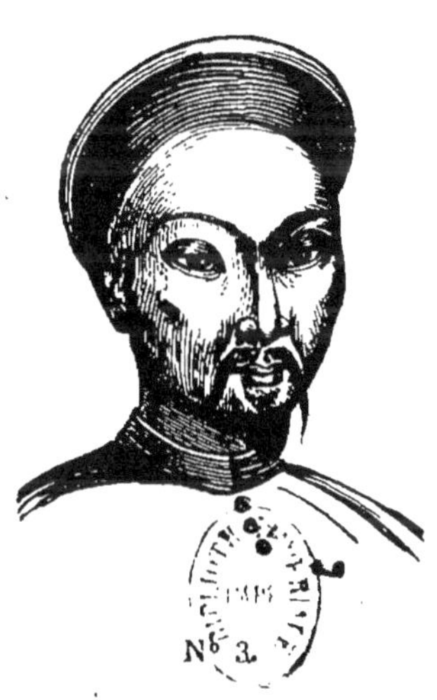

Chinois de Macao, rameau sinique, famille chinoise.

RACE JAUNE

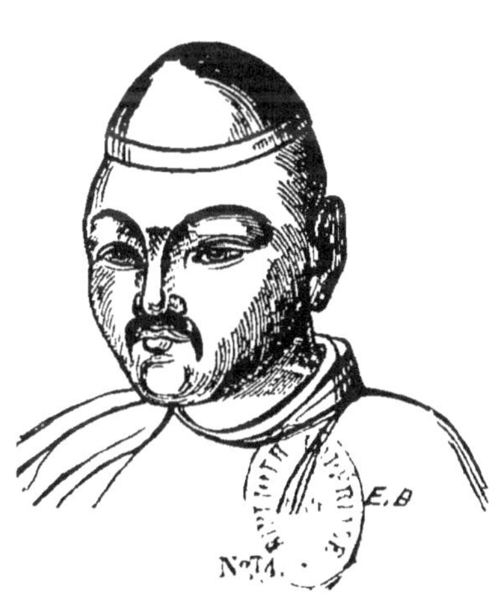

Japonais, rameau sinique, famille japonaise.

RACE JAUNE

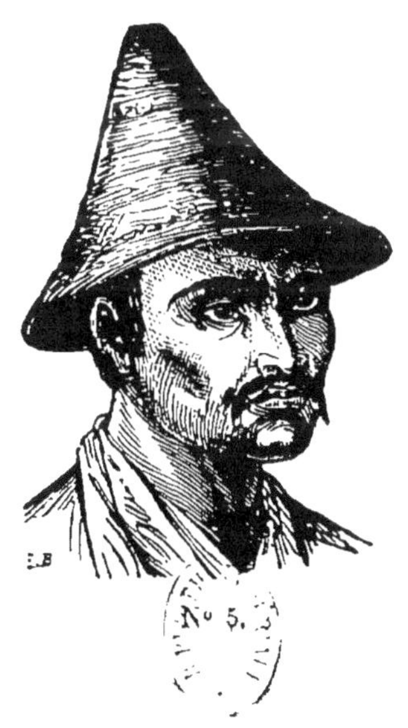

Coréen, rameau sinique, famille coréenne.

RACE JAUNE

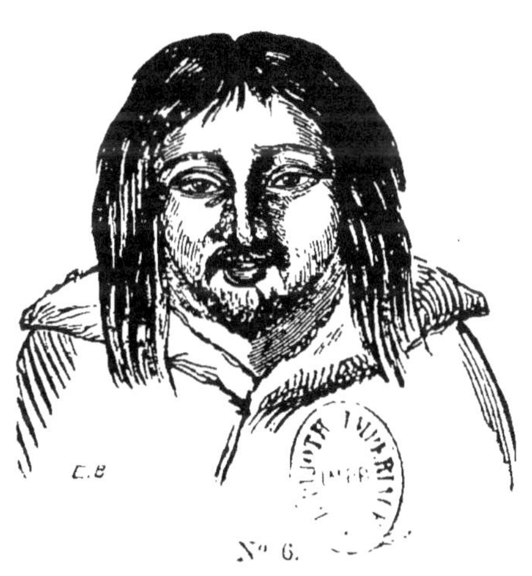

Esquimau, rameau hyperboréen, famille esquimale.

RACE JAUNE

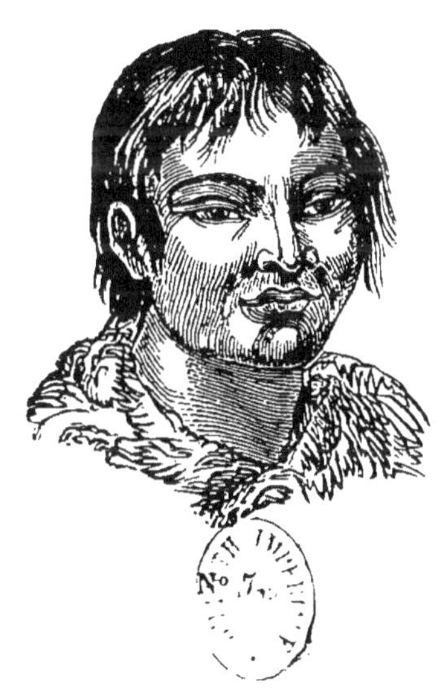

KAMTCHADALE, rameau hyperboréen,
famille kamtchadale.

RACE ROUGE

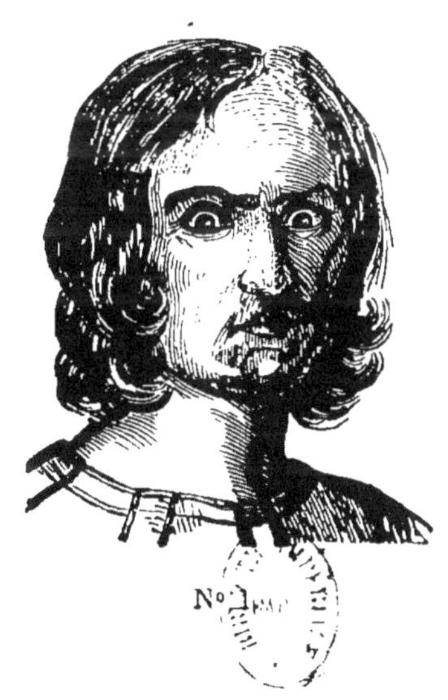

Guacho.

RACE ROUGE

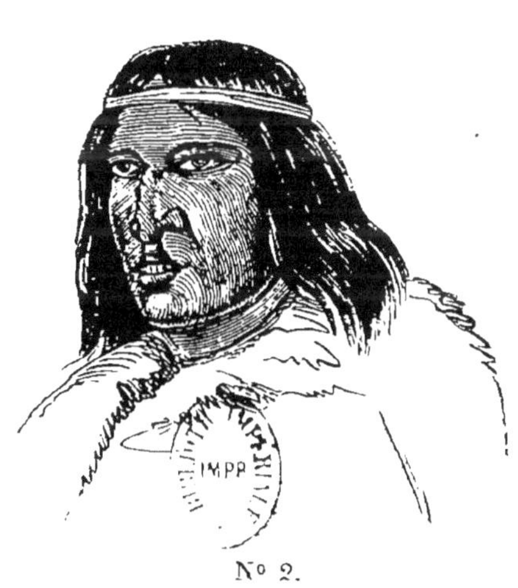

No 2.

PATAGON.

RACE ROUGE

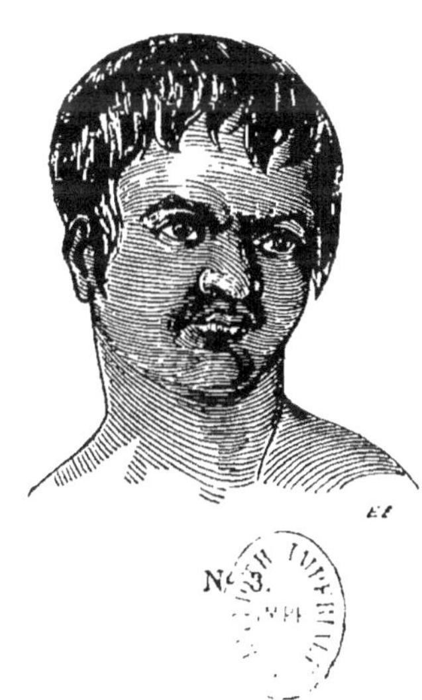

ASTÈQUE.

RACE ROUGE

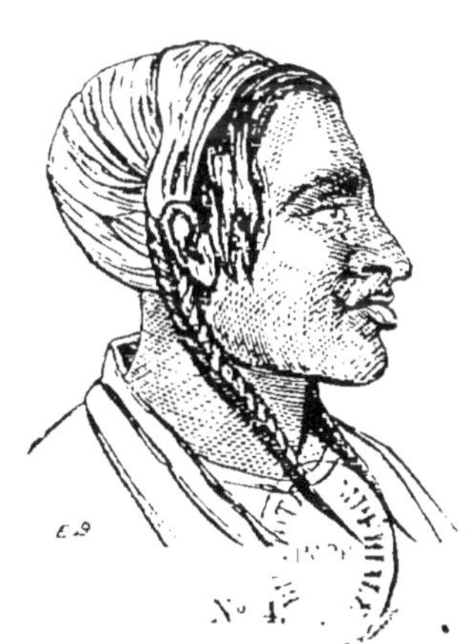

Dacotas, rameau septentrional, famille iroquoise.

RACE ROUGE

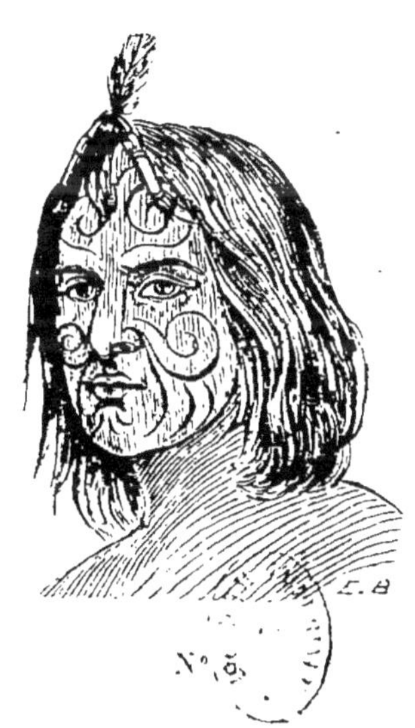

Yankton, rameau septentrional, famille floridienne.

RACE ROUGE

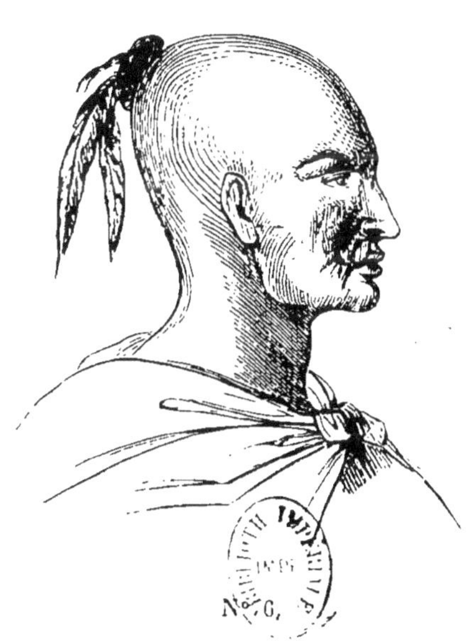

Towah, rameau septentrional, famille lennape.

RACE ROUGE

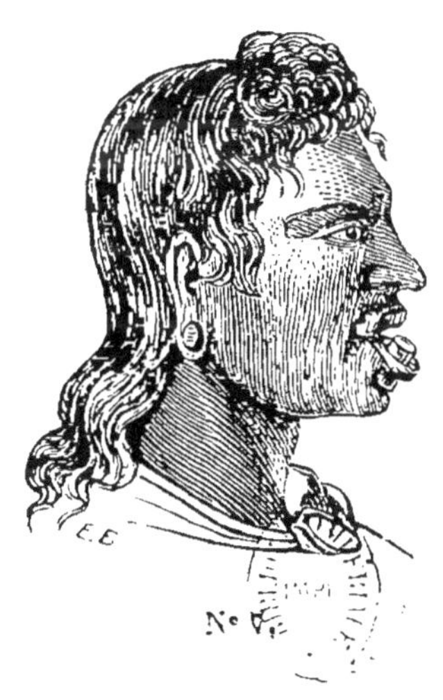

BOTACUDOS, rameau méridional, famille guarienne.

RACE BRUNE

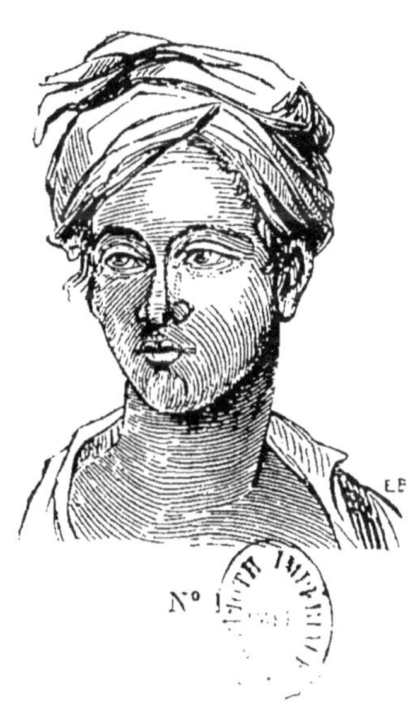

Malais de Pumatia.

14

RACE BRUNE

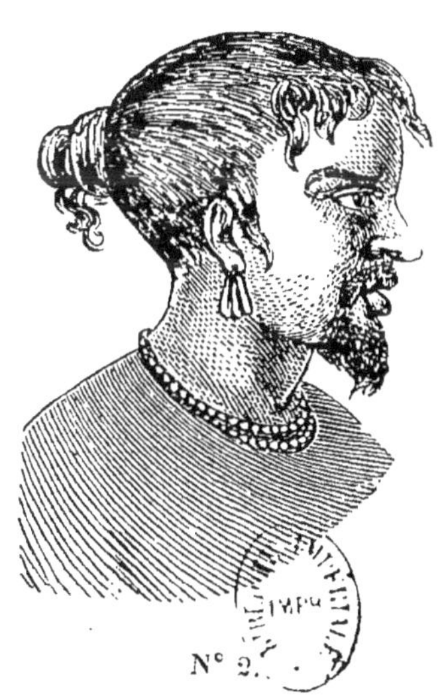

Carolinien, rameau micronésien.

RACE BRUNE

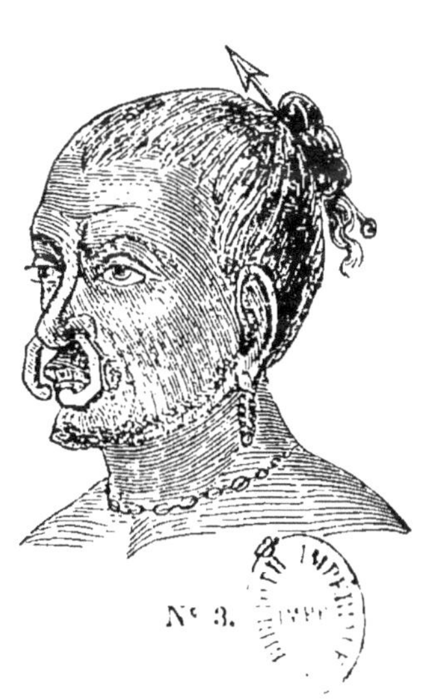

Nᵒ 3.

TONGA, rameau tabouen.

RACE BRUNE

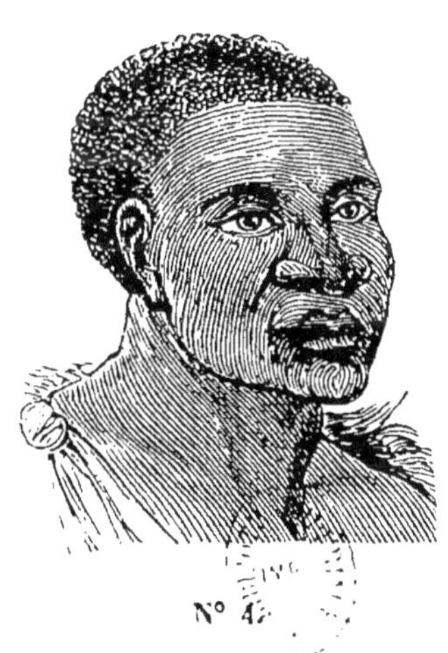

Tasmanien, rameau tabouen.

RACE BRUNE

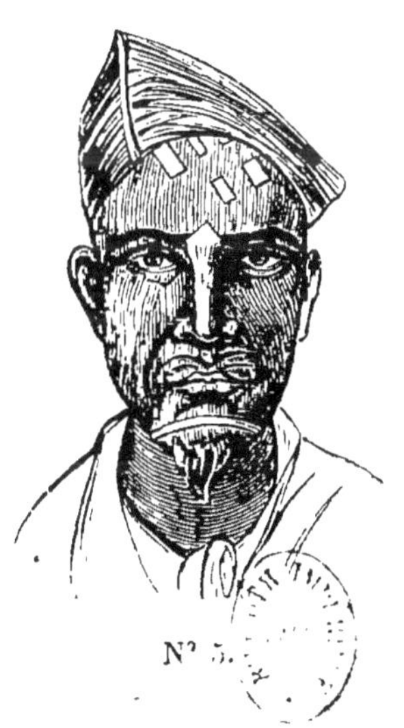

Marquesan, rameau tabouen.

RACE BRUNE

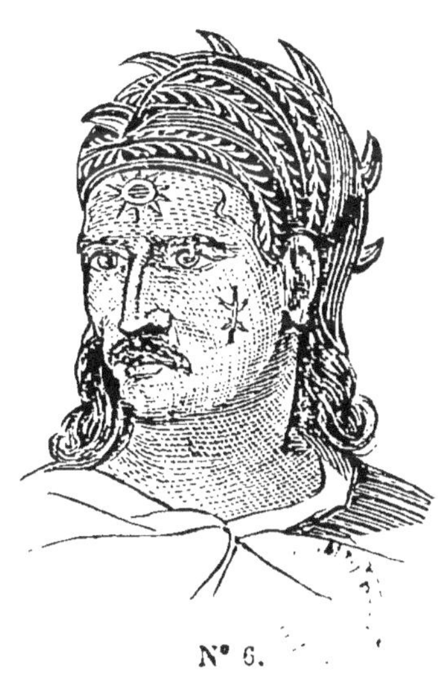

N° 6.

Naturel de Sandwich.

RACE NOIRE

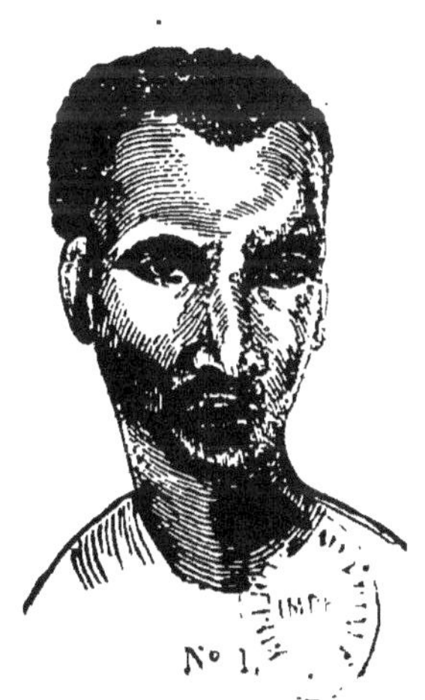

Cafre, rameau occidental, famille cafre.

RACE NOIRE

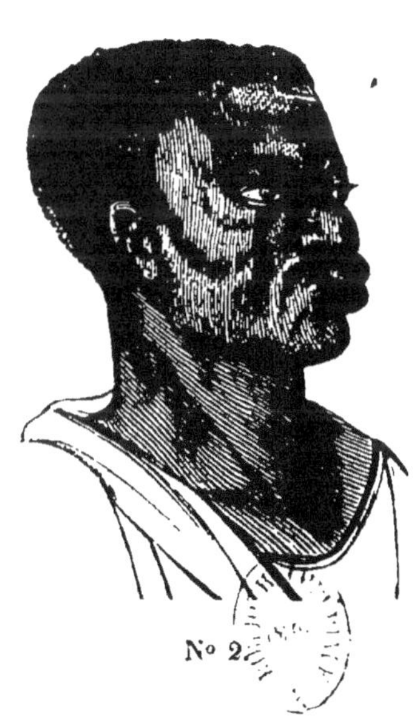

Nº 2

NÈGRE D'ANGOLA.

RACE NOIRE

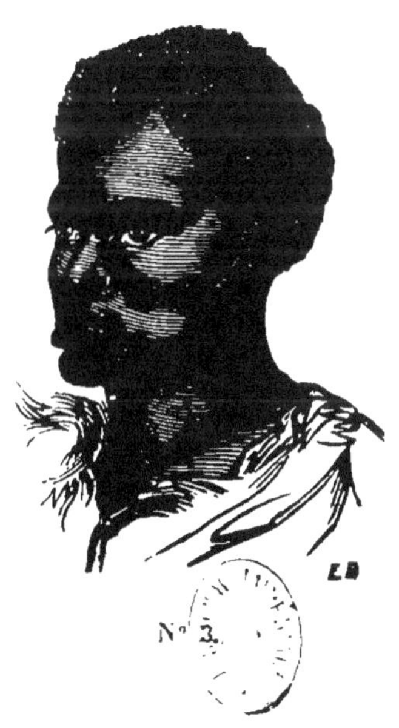

NÈGRE MOZAMBIQUE.

RACE NOIRE

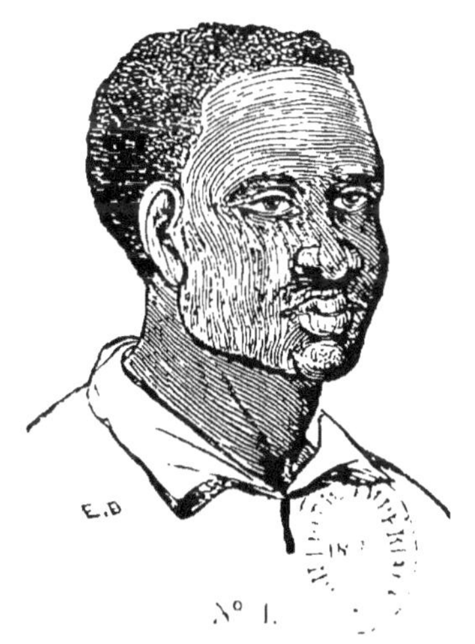

HOTTENTOT, rameau occidental, famille hottentote.

RACE NOIRE

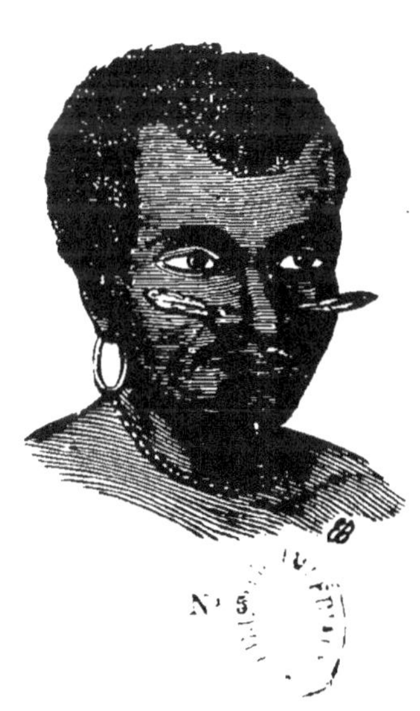

Nègre de la Nouvelle-Guinée

RACE NOIRE

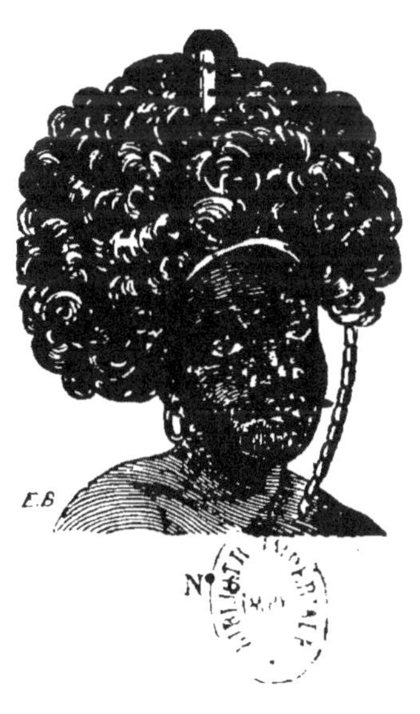

BIBLIOTHÈQUE NATIONALE

PAPAU DE MADAGASCAR.

RACE NOIRE

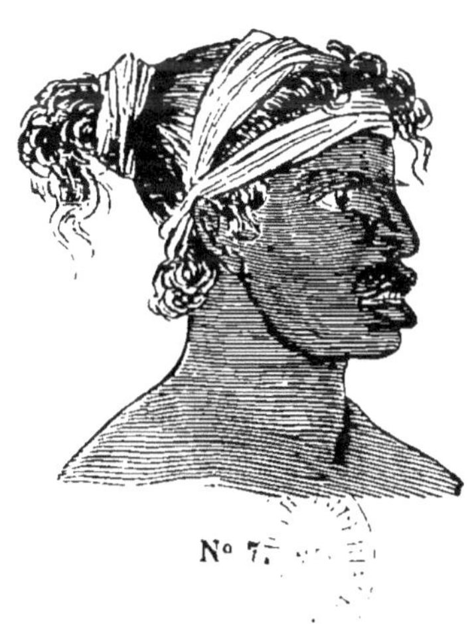

N° 7.

Australien, famille alfaurans.

CÉPHALOMÉTRIE

Nouveau système de Phrénologie de M. d'Harembert.

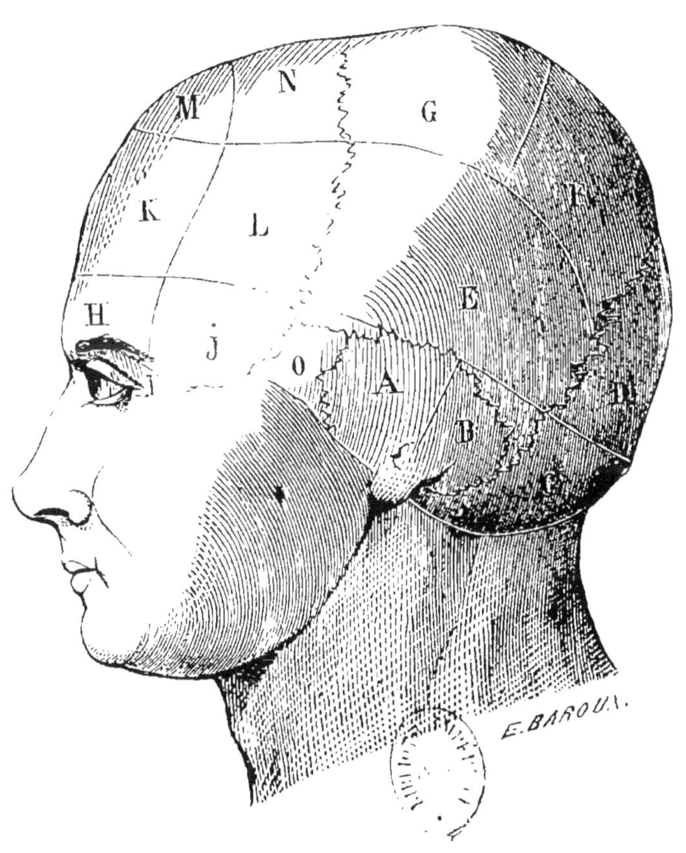

M. Armand d'Harembert désigne sous le nom de *céphalométrie* la phrénologie. Ce savant pense avoir apporté à la science de Gall des modifications assez nombreuses et assez profondes pour devoir désigner par un nom nouveau l'ensemble de ses vues. Des trente-six protubérances du crâne indiquées par le maître et ses continuateurs, M. d'Harembert n'en reconnaît que quatorze : sept, placées sous le fron-

tal, sont les organes des facultés de l'âme ; les sept autres, recouvertes par les pariétaux, les temporaux et l'occipital, sont les organes de l'instinct, et président à la conservation du corps. L'auteur a développé son système devant le congrès des Sociétés savantes. L'extrait suivant de son discours donnera une idée de l'ensemble de ses vues :

L'homme a reçu quatorze organes primitifs : sept pour les facultés de l'âme, sept pour les instincts.

Ceux des facultés de l'âme sont :

Premièrement, *cinq sens moraux donnés à l'homme seul* pour mettre son âme en rapport avec le monde immatériel, sa patrie :

La pénétration, l'équité, le respect, l'imagination et l'harmonie ;

Deuxièmement, *deux auxiliaires communs aux hommes et aux animaux* :

La mémoire locale, la mémoire des sons.

La pénétration donne à l'homme le pouvoir de comparer ; mariée à l'imagination et à l'harmonie, elle fait naître la causalité, saisit les rapports de la cause à l'effet, crée l'induction, les sciences, ce que l'on appelle l'esprit, qui est bienveillant avec l'équité, religieux avec le respect, ingénieux et pratique avec la mémoire locale, brillant avec la mémoire des mots, etc.

L'équité (sens du juste et de l'injuste, conscience) cause la bienveillance, la sensibilité, l'abnégation, la charité, etc.

L'imagination (idéalité, inspiration, faculté de créer des images, etc.) devient, quand seule elle est puissante et active, la folle du logis ; elle fait, par exemple, la femme romanesque, incomprise, superstitieuse.

L'harmonie crée, avec la mémoire des sons, la

musique ; avec celle des formes, l'ordre, le goût, les arts ; avec l'imagination, l'espérance, la poésie ; avec les connaisances acquises, la philosophie. Elle donne l'amour de perfections indéfinies, promesse du Créateur, qui ne peut nous tromper.

La mémoire locale (configuration, individualité, localité, etc.) et la mémoire des sons (mots, langage) ont permis d'écrire le langage, la pensée ; elles marient les sensations morales aux sensations physiques en donnant aux premières des formes et des noms.

Les organes primitifs pour les instincts communs aux hommes et aux animaux sont aussi au nombre de sept :

La *circonspection*, la *persévérance*, la *fierté*, la *sympathie*, l'*amour*, la *défensivité* et l'*alimentivité*.

Comme je l'ai déjà dit, ces instincts, sous l'empire de la raison, résultant de l'action puissante et harmonieuse des facultés de l'âme, sont tous indispensables au bonheur de l'homme ; abandonnés à des sens physiques, plus imparfaits chez l'homme que ceux de la brute, ils deviennent la source de tous les vices et de tous les malheurs.

Ainsi nous voyons naître :

De la *circonspection*, la prévoyance, la prudence, la sagesse, quelquefois la timidité ; ou la ruse, le mensonge et le vol.

De la *persévérance*, la constance, la volonté ; ou 'e ntêtement, l'opiniâtreté.

De la *fierté*, le respect humain, l'émulation, la dignité, l'honneur ; ou l'ambition, la vanité, le dédain, la présomption, la fatuité, la coquetterie, l'orgueil, 'envie, la jalousie.

De la *sympathie*, attachement aux personnes, aux objets, aux lieux, l'amitié, la sociabilité, la civilisation ; ou la disposition à contracter de mauvaises habitudes.

De l'*amour*, la charité ; ou la galanterie , le libertinage, etc.

De la *défensivité*, le noble courage, la susceptibilité ; ou la brutalité.

De l'*alimentivité*, instinct de chercher et de prendre la nourriture, remède contre la faim, qui est une maladie mortelle, la tempérance ; ou la gourmandise, l'ivrognerie et même la cruauté. En effet, sans la raison, le courage qui devient brutal et l'alimentivité qui porte certains animaux à vivre du sang des autres, familiarisent avec la cruauté et même avec le meurtre.

Je crois devoir faire remarquer qu'il y a deux sortes d'instincts, les uns purement mécaniques et qui ne sont pas du ressort de la céphalomètrie : l'abeille construisant géométriquement ses cellules, comme l'abaissement de la température congèle géométriquement la nuée qui se change en neige, etc., etc. ; les autres, ceux dont je viens de décrire les organes, dirigés par des sensations physiques ou morales : le chien reconnaissant son maître, choisissant sa nourriture, le renard flairant son ennemi caché, l'homme faisant de ce qui n'est pour le menton que l'attachement, la noble amitié ; de ce qui, pour le renard, n'est que circonspection et ruse, la prudence et la sagesse ; de la persévérance, la volonté qui n'est autre chose que cet instinct ennobli par la raison, c'est la persévérance raisonnée.

Ces instincts, par l'action répétée des sensations et l'exercice de la mémoire, s'élèvent chez les animaux, comme l'a dit M. Flourens, jusqu'à l'*intelligence;* il aurait dû ajouter : des choses physiques. Car l'homme seul possède la faculté de saisir les rapports des phénomènes, de s'élever à la connaissance de leurs causes, de faire naître ainsi la sagesse, le génie. Il ne faut donc point confondre l'esprit de l'homme avec l'intelligence des animaux.

Si l'homme avait été créé sage, si Dieu lui avait imposé une raison invariable, comme il a imposé aux autres animaux les instincts qui sont invariables, il aurait cessé d'être libre ; en perdant sa noble mission, la conquête de la vérité, il aurait perdu toute sa dignité ; les erreurs du passé sont un point d'appui pour nous élever indéfiniment vers la vérité.

Si j'ai été assez heureux pour avoir clairement exposé la céphalométrie, il est inutile d'en déduire toutes les conséquences morales, toute son utilité pour l'éducation (qui n'est autre chose que la direction des instincts, dont les organes agissent chez l'enfant longtemps avant ceux des facultés de l'âme), et pour l'instruction, qui est la culture de l'esprit, dont on doit s'occuper dès qu'il commence à poindre, car l'activité que l'on donne à ses organes en augmente la force et même le volume.

Et, tout en admettant le vaste génie de Gall, qui a entassé les matériaux précieux au milieu desquels je n'ai eu qu'à choisir pour harmoniser un édifice, il me sera facile de démontrer que ceux des trente-six organes primitifs de la phrénologie qui n'ont point trouvé place parmi les facultés de l'âme ou les instincts n'ont pour objet que des facultés composées dont l'esprit du céphalomètre découvrira et harmonisera facilement toutes les nuances.

La justice, par exemple, qui ne peut exister sans le concours de la pénétration , de l'équité, de la persévérance et de la prévoyance , ne pouvait avoir un organe spécial que la phrénologie avait supposé entre ceux de la prévoyance, de la fierté et de la persévérance, avec lesquels les hommes habiles et pervers se font souvent passer pour justes.

La phrénologie ne connaissait pas toute la supériorité qu'elle devait avoir sur la science de Lavater, qui n'indique souvent que le rôle convenant à notre figure, et que nous trouvons quelquefois de bon goût de jouer toute notre vie.

L'idée de Dieu et de religion ne pouvait aussi être due à un seul organe ; elle est le résultat de l'action puissante de toutes les facultés de l'âme.

La pénétration, en faisant comparer la terre aux millions de mondes qui l'entourent, indique un ordonnateur, esprit infini dont l'équité est la voix, le respect un effet de sa grandeur, que l'imagination cherche et dont l'harmonie qui nous fait rêver des perfections infinies est la promesse, etc., etc.

La première science du monde , la plus indispensable au bonheur de l'homme, celle qui doit être l'arbitre et non l'auxiliaire de la philosophie, de la religion et de la politique, la morale qui a pour but la direction de la vie de l'homme, qui seule peut faire mûrir les véritables fruits d'une paix durable, est tout entière dans la dénomination des facultés de l'âme sur les instincts. Elle a pour point de départ naturel et physiologique la céphalométrie, qui prouve mathématiquement que la raison, résultat de l'action harmonieuse de toutes les facultés de l'âme, doit constamment dominer nos instincts, et que l'humanité, sans laquelle l'idée de Dieu n'existerait pas sur la terre, est un temple où le culte est digne du Créateur.

La figure 50 met en regard une tête topographiée d'après la céphalométrie.

Organes pour les facultés de l'âme : 1. Pénétration, sagacité comparative. 2. Équité, conscience, etc. 3. Respect. 4. Imagination, idéalité, etc. 5. Mémoire locale, configuration, etc. 6. Mémoire des sons, des mots, etc. 7. Harmonie applicable à la configuration, aux sons, aux idées.

Organes pour les instincts : 8. Circonspection, prévoyance. 9. Fermeté, persévérance, etc. 10. Fierté, estime de soi. 11. Sympathie, amitié, sociabilité. 12. Amour, instinct de la reproduction. 13. Défensivité, courage, etc. 14. Alimentivité, instinct de manger pour vivre.

(A. d'Harembert.)

HISTOIRE NATURELLE MÉDICALE

ANIMALCULES

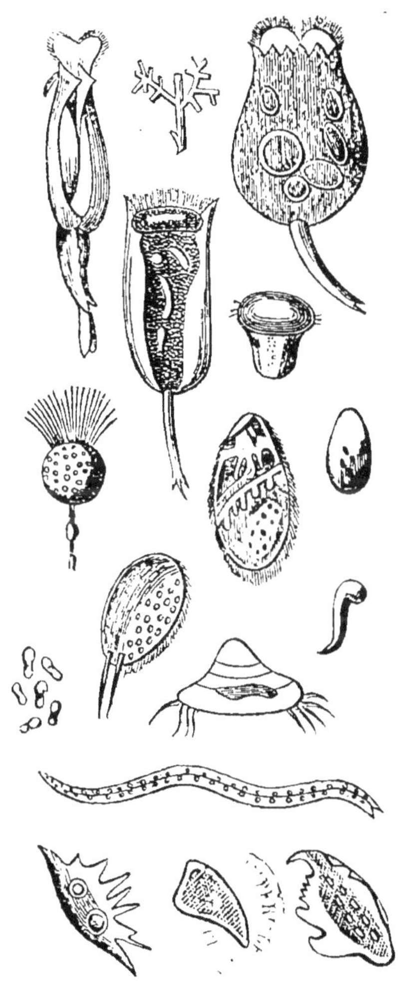

Les *Animalcules* sont aussi appelés *Infusoires*, parce qu'ils se produisent dans les infusions des substances végétales et animales.— Voy. le mot *Animalcules* dans notre Dictionnaire.

PARASITES

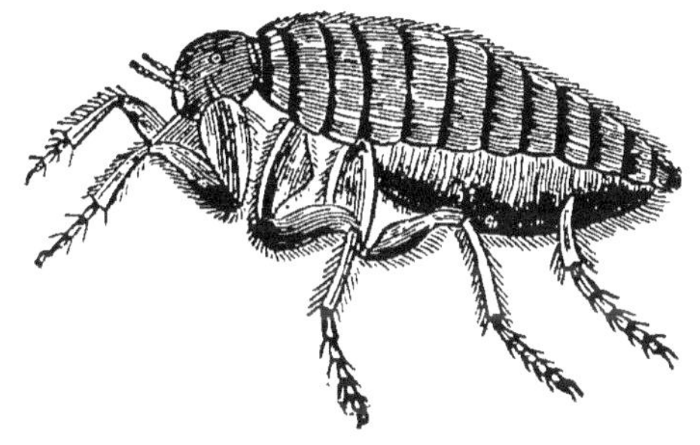

Fig. 47. — PUCE VUE AU MICROSCOPE. — Le nom de *Parasite* se dit de tout être organisé, qui prend sa nourriture chez un autre. Pendant longtemps on a cru que les parasites du corps de l'homme et des animaux étaient le produit d'une génération spontanée ; mais, comme tous les autres êtres organisés, ils naissent de germes ; seulement, ces êtres ne se développent, pour la plupart, sur les organismes, qu'en vertu de dispositions spéciales, et souvent pathologiques.

17

La puce commune vit aux dépens de l'homme, surtout l'automne, car, l'été, elle habite aussi les bois, les jardins, où elle se multiplie. A chaque ponte, les puces ont plusieurs œufs, qu'elles déposent dans des endroits peu accessibles. Ces œufs, gros comme une très petite tête d'épingle, se changent en quelques jours en larves apodes (sans pieds), blanches d'abord, puis rougeâtres, qui, après une douzaine de jours, se filent une coque soyeuse dans laquelle se passe leur état de nymphe, et d'où sort l'insecte parfait.

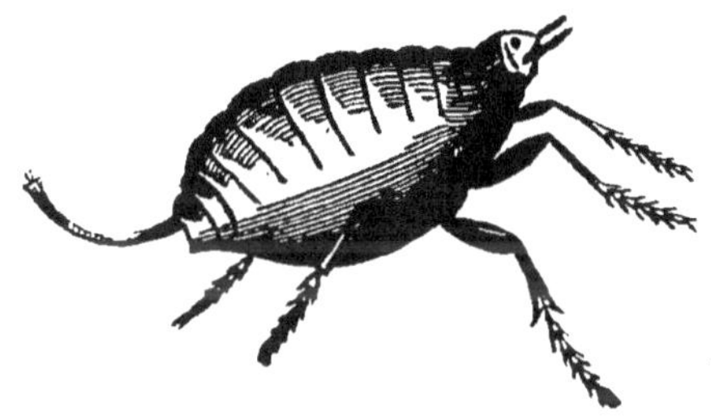

Fig. 48. — Chique ou puce propre à l'Amérique (**Pulex pénétrante**), dont la femelle s'introduit sous la peau des pieds, et y détermine des tumeurs très douloureuses.

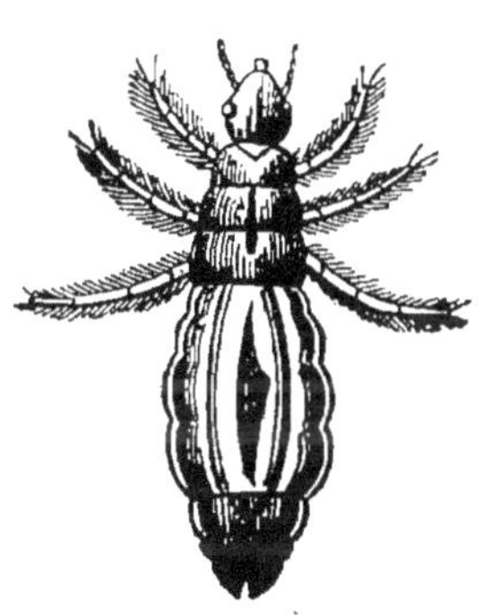

Fig. 49. — Pou vu au microscope. — Insecte ovi-
pare, dont les œufs, connus sous le nom de *lentes*,
sont déposés sur les poils ou les vêtements auxquels
ils adhèrent. Ils éclosent au bout de 5 à 6 jours, et
18 jours après, les petits sont en état de reproduire.
Une seule femelle peut donner, en 30 jours, 4 à
5,000 petits !

ACARUS

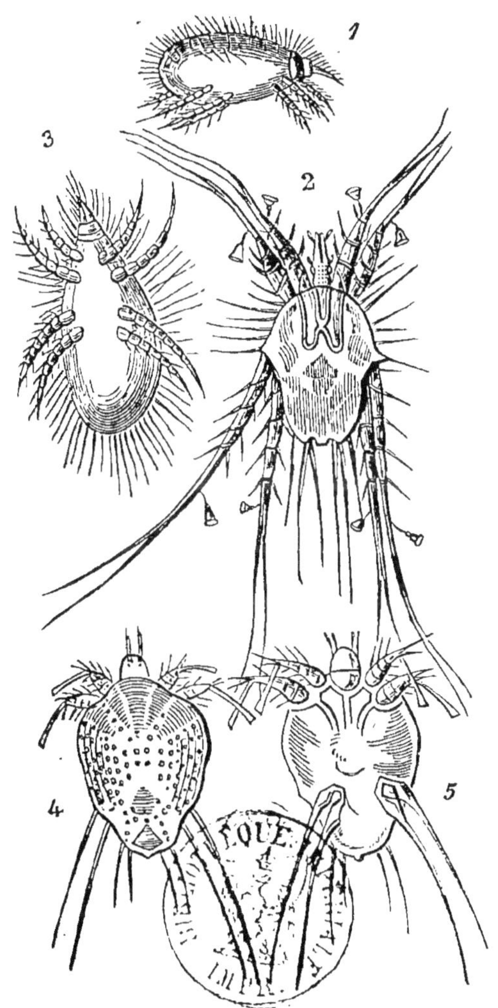

N⁰ˢ 1 et 3. — Acarus du fromage.
N⁰ˢ 4 et 5. — Acarus de la gale de l'homme.
N° 2. — Acarus de la gale du cheval.

PARASITES-ENTOZOAIRES

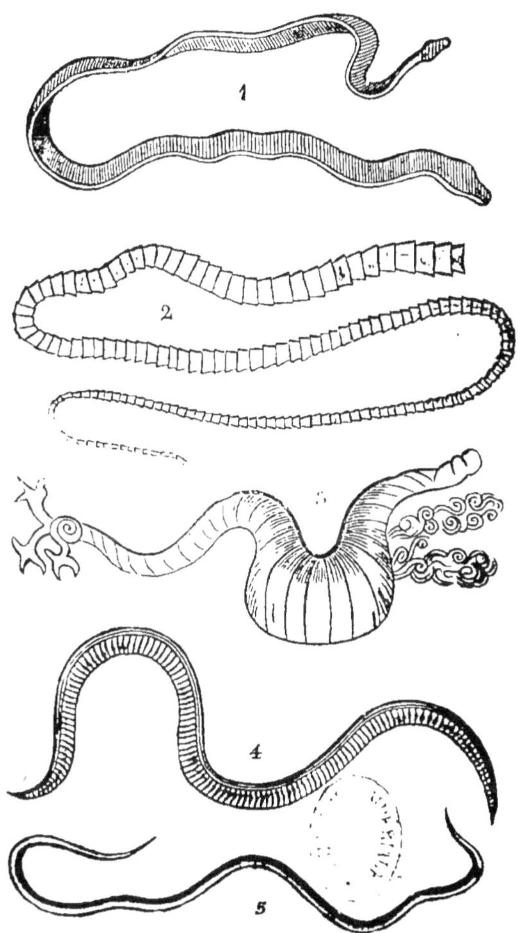

Fig. 41 à 46. — N° 1. — *Ligule*, ver qui est pour les oiseaux et les poissons, ce qu'est le *tænia* pour l'homme.

N° 2. — *Tænia* ou ver solitaire de l'homme.

N° 3. — ***Lernée***, petit crustacé qui s'attache surtout autour des yeux et des branchies des poissons.

N° 4. — Lombric de l'homme.

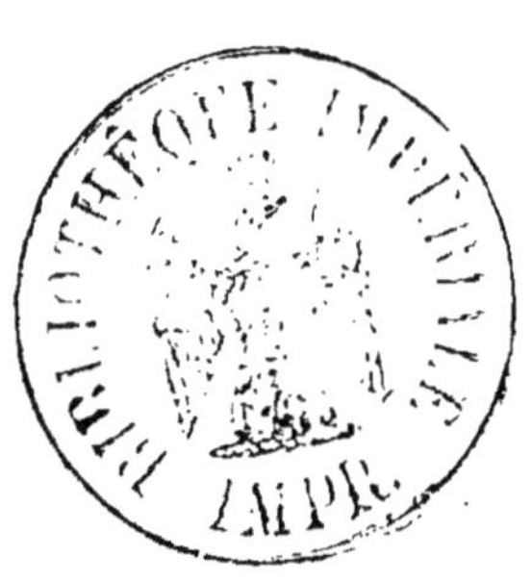

N° 5. — ***Filiaire***, de la grosseur d'un tuyau de plume, long quelquefois de plus de trois mètres ; il s'insinue sous la peau de l'homme, principalement aux jambes et sous la plante des pieds.

Paris. — Typ. et Lith. de **A. Appert**, passage du Caire, 56.

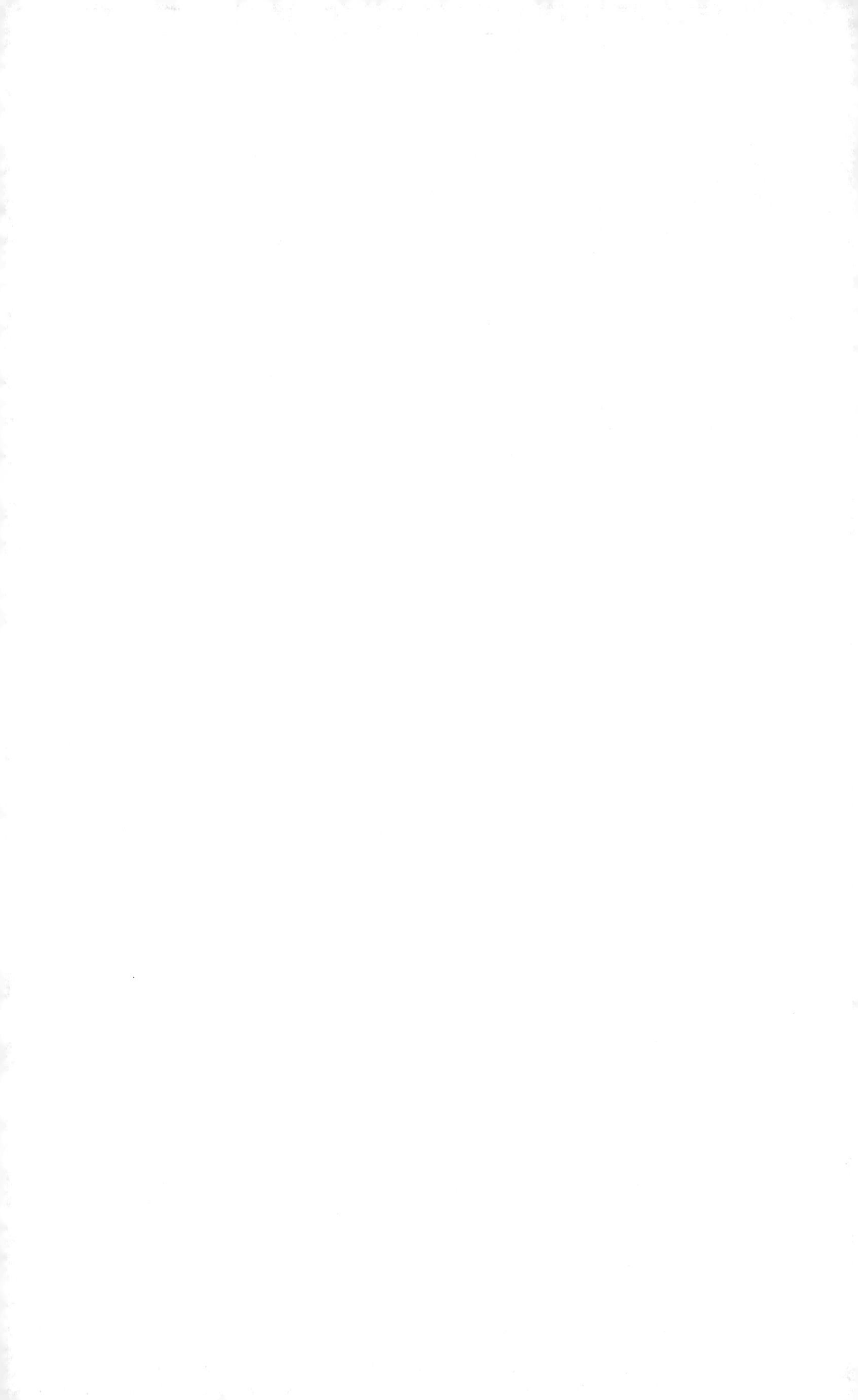

www.ingramcontent.com/pod-product-compliance
Lightning Source LLC
LaVergne TN
LVHW021442170726
843501LV00005B/1454